AF452896

COURS

DE

MÉDECINE LÉGALE,

THÉORIQUE ET PRATIQUE.

COURS

DE

MÉDECINE LÉGALE,

THÉORIQUE ET PRATIQUE;

Ouvrage utile, non-seulement aux Médecins et aux Chirurgiens, mais encore aux Juges et aux Jurisconsultes.

Par J. J. BELLOC,

Médecin opérant, Professeur particulier de Médecine et de Chirurgie, Membre de la Société d'Agriculture, Sciences et Arts séante à Agen, Correspondant de la Société de Médecine et de celle de l'École de Paris ; des deux Sociétés de Médecine de Montpellier, de celle de Toulouse et de celle d'Émulation de Bordeaux.

SECONDE ÉDITION, CORRIGÉE ET AUGMENTÉE.

Ego fateor me ex eorum numero esse conari, qui proficiendo scribunt et scribendo proficiunt.
Div. August. litt. 143.

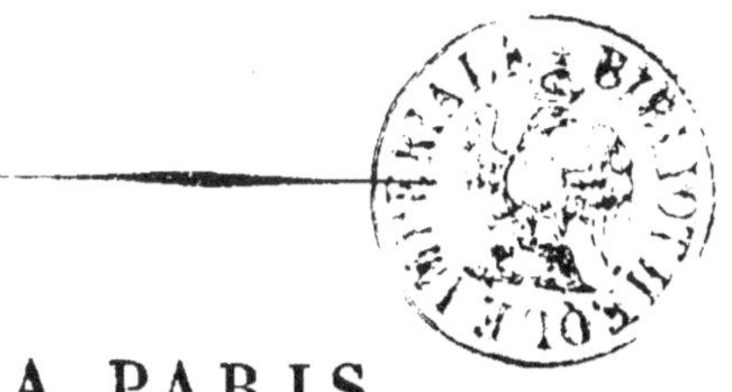

A PARIS,

Chez Méquignon l'aîné, Libraire de l'Ecole et de la Société de Médecine, rue de l'Ecole de Médecine, n° 9, vis-à-vis celle Hautefeuille.

M. DCCC. XI.

A

S. EXC. MONSEIGNEUR LE COMTE

DE LACÉPÈDE,

Grand - Chancelier de la Légion d'Honneur , Ministre
d'État , Sénateur Titulaire de la Sénatorerie de Paris ;
Membre de l'Institut Impérial de France , l'un des Pro-
fesseurs du Muséum d'Histoire Naturelle , Membre de
l'Institut de Bologne , de la Société Royale de Londres ,
de celle de Gottingue , de celle d'Arragon , de celle des
Curieux de la Nature de Berlin , des Sociétés d'Histoire
Naturelle , de Pharmacie , Philothecnique , Philoma-
tique et Galvanique de Paris ; de celles d'Agriculture
d'Agen , de Besançon et de Bourg ; des Sociétés des
Sciences et Arts de Dijon , de Montauban , de Nimes ,
des Deux-Sèvres et de Nancy , du Lycée d'Alençon , de
l'Athénée de Lyon , etc. etc.

*Comme un tribut de vénération pour
ses vertus , d'admiration pour l'univer-
salité et la profondeur de ses lumières ,
et de reconnaissance pour les bontés
particulières dont il a honoré*

*Son très-humble et très-respectueux
serviteur ,*

J. J. BELLOC.

NOTICE HISTORIQUE

SUR

M. BELLOC.

Jean-Jacques Belloc naquit en 1730, à Saint-Maurin, bourg à quatre lieues d'Agen, dans la ci-devant Guyenne. Son père, qui était chirurgien, lui fit donner une bonne éducation, et le jeune Belloc y répondit parfaitement. A l'âge de quinze ans il soutint avec distinction, au collége de Montpellier, une thèse de philosophie qui avait pour titre : *Utrum virtus sine timore Dei adesse queat?*

La fortune médiocre dont jouissaient ses parens, son penchant à soulager les malheureux, et le goût bien prononcé qu'il avait pour les études sérieuses, le décidèrent dans le choix d'un état, et il se détermina de bonne heure

à suivre une des branches de l'art de guérir ;
mais il fut quelque temps indécis entre la
médecine et la chirurgie. Cependant, après
avoir étudié l'une et l'autre, d'abord dans la
faculté de Montpellier, dont il suivit les cours
pendant trois années consécutives, puis à
celle de Paris, où il assista aux leçons des
maîtres les plus célèbres, il donna la préférence à la chirurgie, soit à cause des frais
moins considérables exigés pour la réception, soit parce que c'était la profession de
son père, auquel il devait naturellement succéder.

Il n'avait que vingt-quatre ans lorsqu'il
reçut le diplome de maître-ès-arts en chirurgie. Il resta encore cinq ans à Paris, mettant
à profit les moyens d'instruction multipliés
qu'offre cette capitale, et suivant surtout avec
assiduité les hôpitaux pour se former à l'exercice de son art. Il revint ensuite dans sa patrie ;
mais il crut devoir se fixer à Agen, ville assez
considérable, et où sa réputation l'avait déjà
précédé.

Les occupations que lui donna une pratique fort étendue, ne l'empêchèrent pas de

se livrer aux travaux du cabinet. Deux fois
(en 1762 et en 1771) il mérita la médaille
d'or décernée par l'académie de chirurgie à
ceux qui ont le plus approché des prix pro-
posés. Bientôt après, il reçut le brevet de
lieutenant du premier chirurgien du roi, avec
une autorisation spéciale d'enseigner. Alors,
de concert avec quelques-uns de ses confrères,
doués d'une instruction solide, et, comme lui,
animés du desir d'être utiles à leurs conci-
toyens, il établit un amphithéâtre où l'anatomie et la pathologie étaient démontrées à un
grand concours d'élèves venus des différens
points de la province.

La révolution détruisit cette école naissante.
M. Belloc fut obligé d'interrompre ses leçons
pendant un certain laps de temps ; mais à la
première lueur d'un régime plus heureux, il
se livra de nouveau à toute l'ardeur de son
zèle. Il fit de sa propre maison un gymnase
académique.

Ses cours duraient deux ans, espace trop
resserré sans doute pour inculquer aux élèves
les connaissances nombreuses et variées qui
sont nécessaires dans l'exercice de l'art de

guérir. Mais son but était seulement de les mettre sur la voie, afin qu'ils pussent eux-mêmes, à l'aide des ouvrages qu'il leur indiquait, parcourir la vaste carrière qui leur était ouverte.

Parmi les différentes branches de l'enseignement médical, celle à laquelle il attachait le plus d'importance, était la médecine judiciaire. Il la regardait comme le complément de toutes les autres parties, et il y consacrait les trois derniers mois de ses leçons. Ne trouvant rien dans les ouvrages qui avaient été publiés sur cette matière, qui pût remplir complétement ses vues, il rédigea lui-même avec beaucoup de soin un Précis de Médecine légale qui servit de base à son enseignement. Ses disciples et sés amis en ayant reconnu toute l'utilité, le pressèrent vivement de le rendre public ; mais il ne s'y décida qu'après l'avoir soumis au jugement de la société de médecine de Paris et avoir obtenu son approbation.

Peu de temps après, il mérita de nouveau les suffrages de cette société par un Mémoire très-bien fait sur la Topographie médicale du département de Lot et Garonne. La société lui décerna une médaille et l'admit au nombre de ses correspondans. Le même titre lui fut ensuite accordé par la société de l'Ecole de Médecine de Paris, et par celle de Médecine pratique de Montpellier, et il fut nommé membre résidant de la Société d'Agriculture d'Agen.

Malgré les infirmités inséparables de la vieillesse, M. Belloc travaillait encore dans ses dernières années à un ouvrage sur les hydrocèles. Mais une maladie aiguë de poitrine l'enleva presque subitement aux sciences et à sa famille, dans la soixante-dix-huitième année de son âge, le 19 novembre 1807.

J. J. Belloc joignait à un extérieur agréable, un esprit vif, un caractère enjoué et les mœurs les plus douces et les plus philantropiques. Marié à trente-deux ans, il eut un grand nombre d'enfans : un de ses fils, chirurgien comme lui, occupe un poste éminent dans les armées.

Le succès non équivoque et le prompt débit de la première édition du petit Traité de Médecine légale avaient fait sentir à l'auteur la nécessité d'en préparer une seconde. Depuis long-temps il s'en occupait, et il y avait mis la dernière main quand la mort vint le frapper.

RAPPORT

SUR UN MANUSCRIT

AYANT POUR TITRE:

Cours de Médecine légale, judiciaire, théorique et pratique; par J. J. Belloc, médecin opérant, professeur particulier de l'art de guérir à Agen, chef-lieu du département de Lot et Garonne.

La Société de Médecine a arrêté dans sa séance du 7 brumaire (an 9), que les citoyens Jard-Panvilliers, Sue aîné, Vauquelin, Bouillon-la-Grange, Brewer, et Roussille-Chamseru, lui feraient, dans le plus court délai, un rapport circonstancié sur le manuscrit de l'auteur.

D'après son plan de travail, le citoyen Belloc trace d'abord en peu de mots les devoirs de toutes les personnes qui concourent aux décisions légales, entre en matière et traite des rapports en général,

indique les observations et les préceptes
à suivre dans leur rédaction ; il passe ensuite aux rapports en particulier, qu'il
discute dans un ordre assez méthodique,
en traitant de la grossesse, de l'accouchement, de l'avortement, et des enfans
à terme ou non à terme, morts après ou
avant leur naissance, et de quel genre de
mort. Sur tous ces points, il invite à ne
prononcer qu'avec réserve, et il joint
l'exemple au précepte.

La question d'antériorité de décès entre la mère et l'enfant, lorsqu'une femme
qui accouche meurt, elle et son enfant,
pendant l'accouchement, paraît au citoyen Belloc, de même qu'à notre collègue Sue aîné...., avoir donné lieu dans
la chambre impériale de Wetzlar à une
décision bien hasardée. Le cas où plusieurs personnes seraient trouvées mortes
par l'effet simultané d'une même cause,
ne permet pas plus de décider précisément laquelle est morte la première ou
la dernière ; le degré de force ou de résistance vitale présumée dans plusieurs

consultations de ce genre, suivant l'âge, le sexe, la stature et l'état de santé apparent, a pu donner lieu à des décisions juridiques, sans qu'il y ait eu d'autre motif de détermination de la part des juges, que la probabilité du fait et non la certitude physique.

Les questions relatives à la virginité, à la défloration, au viol, aux infections virulentes, à l'impuissance, et aux prétendus hermaphrodites, donnent occasion aux experts de montrer dans les rapports de médecine judiciaire autant de sagacité que de circonspection. Le citoyen Belloc pense avec raison qu'à l'égard de l'aliénation d'esprit ou démence, l'avis des officiers de santé n'est pas toujours une autorité suffisante, quoique la loi leur accorde autant de poids dans cette occurrence que pour toute autre question médico-légale ; il propose d'admettre à l'appui le témoignage des voisins et de toute personne digne de foi, à portée de fréquenter habituellement le malade; et il desire que sur cet objet les législateurs donnent a la loi une expression plus étendue.

L'article de l'empoisonnement est traité avec beaucoup de soin par le citoyen Belloc : il a comparé ses propres observations avec les principaux faits relatés, soit dans l'ancien *Journal de Médecine,* soit dans le *Recueil périodique de la Société.* Ces sortes de répertoires fournissent, en effet, les exemples les plus récens d'objets détachés de médecine légale judiciaire. La partie des poisons demanderait encore beaucoup de recherches et d'éclaircissemens pour être présentés en un corps de doctrine, dans lequel on aurait à examiner l'impression spéciale de chaque substance délétère et l'emploi des agens chimiques propres à constater la présence et la nature du poison. Le même travail, également consacré au salut de l'innocent et à la punition du coupable, resterait imparfait, si on avait négligé d'y résoudre les doutes résultant de certains phénomènes communs à l'action de quelques poisons et à beaucoup d'autres causes morbifiques.

La mort occasionnée par l'étranglement ou la suspension donne lieu, dans l'ouvrage du citoyen Belloc, à deux questions majeures, 1°. si une personne trouvée pendue l'a été après sa mort ou pendant qu'elle vivait encore; 2°. si une personne s'est pendue elle-même ou l'a été par d'autres. La première question est pleinement résolue par la décision lumineuse d'Ambr. Paré, que le cit. Belloc rapporte en son entier, et qui continuera d'être invoquée pour des cas pareils. Quant à la seconde question, on se rappelle plusieurs jugemens iniques rendus par quelques tribunaux. Le cit. Belloc discute avec impartialité les opinions de Louis, de Philippe et de de Haën, afin de démontrer le mieux possible les circonstances afférentes au suicide.

Mais pour décider entre la mort violente et la mort volontaire, il est une circonstance surtout remarquable, à laquelle l'auteur a dû souvent ramener son attention, c'est la manière dont on peut juger que la corde de suspension ou d'étranglement a été ajustée autour du cou. Dans plusieurs cas de suicide, on a reconnu que la corde en anse passée de côté sous le menton et sous l'occiput, ou par-devant sous les angles de la mâchoire, et derrière les apophyses mastoïdes, avait suffi, à l'aide du poids du corps, pour faire périr sur-le-champ celui qui s'était pendu.

La question de savoir si une personne noyée, que l'on tire morte de l'eau, était vivante ou morte avant d'y avoir été précipitée, intéresse la médecine judiciaire, principalement lorsque la submersion est censée passive et décèle des coupables. Les accidens funestes du méphytisme et ceux de la foudre sont la matière des rapports en justice, de même que toutes les causes de mort extraordinaires qui doivent éveiller la sollicitude du magistrat. Ils forment des articles intéressans dans l'ouvrage du cit. Belloc. Celui qui concerne les blessures en général et en particulier, qu'il suit dans toutes les parties du corps, et celles par armes à feu, est aussi complet qu'on peut le desirer, tant pour l'exactitude de la séméiotique conforme à la pathologie d'Hévin, que pour tous les détails relatifs aux secours prompts et efficaces dont peut être susceptible le blessé, et toutes les circonstances atténuantes ou aggravantes du sévice.

L'auteur donne les avis les plus sages sur les exoines ou certificats d'excuses, et sur les arbitrages. On sait que les exoines sont généralement fondés sur des raisons de santé ou de maladies contradictoires, avec tel ou tel engagement personnel envers les autorités dont on dépend. Quant aux arbitrages, il n'est question que de contestations à régler par experts, au sujet de la taxe des médicamens fournis ou d'honoraires exigés pour soin de maladies. L'auteur trace des modèles de rapport pour ces sortes de cas.

Le cit. Belloc termine son ouvrage par

résumer avec ses élèves la marche analytique qu'il leur a tracée dans ses leçons, et il les invite, en leur recommandant le doute méthodique, à fuir deux extrêmes également vicieux, celui de douter de tout, et celui de ne douter de rien.

Le travail dont nous venons de rendre compte, forme un manuel instructif que l'on pourra consulter avec fruit pour résoudre tous les cas essentiels où les officiers de santé sont appelés à éclairer la conscience des juges.

Ce Cours de Médeçine légale, théorique et pratique nous a paru renfermer en abrégé tout ce qu'on peut dire de mieux sur les principales questions qui en font le sujet; et s'il y avait quelque reproche à faire à l'auteur, ce serait celui d'être trop court. Les principes qu'il établit et ses raisonnemens sont d'accord avec l'expérience. Les commissaires soussignés pensent, en conséquence, que la Société de Médecine doit accueillir dans son entier le travail du citoyen Belloc, et adresser à l'auteur une expédition du présent rapport, comme un témoignage de son approbation.

Signé Bouillon-la-Grange, Brewer, Jard-Panvilliers, Roussille-Chamseru, Sue aîné, et Vauquelin, *commissaires.*

Exrait des Registres de la Société de Médecine, séante au Palais National des Sciences.

Séance du 27 nivôse an IX.

La Société de Médecine, après avoir entendu le rapport des citoy. Bouillon-la-Grange, Brewer, Jard-Panvilliers, Roussille-Chamseru, Sue aîné, et Vauquelin, qu'elle avait chargés d'examiner un manuscrit intitulé : *Cours de Médecine légale, judiciaire, théorique et pratique;* par J. J. Belloc, médecin opérant, et professeur particulier de l'art de guérir à Agen, chef-lieu du département de Lot et Garonne, adopte les conclusions de ses commissaires, et arrête que copie de leur rapport sera délivré à l'auteur.

Signé Bourdois, *président.*

Lafisse, *secrétaire-général.*

Pour copie conforme, à Paris, le 29 nivôse, an ix de la république française.

Lafisse, *secrétaire-général.*

N. B. On observera que ce rapport a été fait au sujet du manuscrit de la première édition, et que, profitant des avis qui s'y trouvent, j'ai fait à mon ouvrage plusieurs corrections importantes, et des augmentations considérables, en sorte que je le crois maintenant assez complet pour satisfaire au but que je me suis proposé, et qui est énoncé dans le titre.

AVANT-PROPOS.

Il y a près de soixante ans que j'étudie et que j'exerce l'art de guérir. Pendant vingt-cinq ans je me suis fait un plaisir inexprimable de l'enseigner, soit publiquement, soit en particulier et gratuitement. A l'imitation de nos grands maîtres, je n'avais pas eu d'abord l'idée de donner un cours de médecine légale; mais il y a environ quinze ans qu'ayant eu occasion de voir quelques rapports rédigés par des officiers de santé peu dignes de la confiance des juges qui les avaient chargés de cette commission, je fus pris d'indignation et saisi d'horreur et de crainte. L'incohérence et le peu d'exactitude dans l'exposé des faits en étaient les moindres défauts; mais des décisions les plus hardies, tantôt d'après des faits qui les contredisaient, tantôt sur des matières les plus obscures, m'épouvantèrent si vivement que je projetai dès-lors de composer ce Cours, pour le donner à la fin de la dernière année de mon enseignement médical (1).

Je me contentai d'y exposer les principales questions sur lesquelles le médecin peut être consulté, de les traiter d'une manière abrégée et dégagée de discussions embarrassantes, pour ne pas dire inutiles; afin de me mettre à la portée de tous. J'en appelle à la décision des instituteurs : ils savent bien que la bonne manière d'enseigner les principes d'une science est de ne point trop multiplier les explications, de ne dire que ce qui est nécessaire pour faire concevoir la règle et résoudre la difficulté qu'on explique aux élèves. Il faut, autant que

____

(1) Mes cours ne durent que deux ans, et je me suis fait une loi de donner une légère connaissance de tous les objets qui ont directement rapport à l'art de guérir.

possible, leur parler un langage intelligible sans se piquer d'éloquence. Il faut enfin se faire comprendre. Voilà ce à quoi je me suis principalement attaché.

Pour tâcher de remplir ces vues, je ne me contente pas de mes explications, j'exige encore de mes élèves qu'ils composent des rapports, tantôt sur des cas à leur choix, tantôt sur des sujets que je leur donne moi-même, en leur indiquant les symptômes, les signes, les accidens ou autres caractères distinctifs nécessaires à connaître, afin de les accoutumer à donner des décisions justes et conséquentes.

Je ne destinais cet ouvrage, très-élémentaire, qu'à l'instruction particulière de mes élèves ; mais plusieurs de mes collègues, joignant leurs pressantes sollicitations à la prière de mes disciples, m'obligèrent de le rendre public. J'y ai résisté long-temps, dans l'espoir qu'une plume plus savante remplirait mieux que moi cette tâche bien nécessaire ; et, en effet, depuis sa publication, il a paru sur cette matière deux autres traités fort étendus, l'un par M. Fodéré, et l'autre par M. Mahon ; mais on m'opposa des craintes que je crus fondées : on donnera peut-être, me disait-on, des traités savans, remplis d'érudition, où la science sera envisagée sous un point de vue purement philosophique ; des ouvrages enfin faits pour instruire ceux qui en ont le moins besoin, et qui deviendront par-là même inutiles à ceux qu'on doit principalement avoir en vue d'endoctriner.

Ces raisons me vainquirent ; je me rendis aux instances flatteuses qu'on ne cessait de me faire ; mais je n'y souscrivis qu'à cette condition, que je le présenterais à la célèbre et savante Société de médecine de Paris, dont le jugement déciderait de son sort. Ce ne fut qu'en tremblant que je fis cette démarche. Je n'ai jamais prétendu à l'honneur d'être auteur, moins encore à montrer un style recherché; mon unique but est d'être utile : *Ornari res ipsa negat contenta doceri.*

Devais-je m'attendre à l'accueil honorable et flatteur que ce petit Traité reçut de l'illustre Compagnie à laquelle il fut présenté ? Non, sans doute. Je n'ai dû vraisemblablement cet avantage qu'à ce que ce traité élémentaire et classique était le seul qui existât. Quoi qu'il en soit, le rapport de Messieurs les Commissaires et l'arrêté de la Société sont trop honorables et trop précieux, pour ne pas en faire l'ornement principal de cet ouvrage. Mais elle ne s'est pas contentée de lui donner son approbation, elle a daigné encore m'en témoigner sa satisfaction, en me mettant au rang de ses correspondans nationaux, titre dont je m'honore autant que j'en suis flatté.

Il y a quelques mois que l'imprimeur me fit annoncer que la première édition allait être épuisée, et m'invita à lui faire passer les changemens et les augmentations que je desirerais faire. Ce débit assez prompt acheva de me persuader que cet ouvrage pourrait être encore utile, et que ceux qui ont paru depuis sont tels qu'on l'avait fait craindre, je veux dire trop savans et trop peu à la portée de la majeure partie des élèves : tels sont les motifs qui m'ont obligé de reprendre la plume, et de mettre la dernière main à ce Traité.

J'ai fait peu de changemens aux questions qui étaient traitées dans la première édition, mais j'y ai fait des additions qui en doublent pour le moins le volume qui doit donner un *in*-8° au lieu de l'*in*-12 de la première. Indépendamment de quelques questions de plus, j'ai trouvé à propos d'y insérer toutes les maladies, ou à peu près, qui m'ont paru pouvoir faire l'objet de la médecine *légale judiciaire;* mais je me suis contenté d'en donner le diagnostic et le pronostic, seules choses qui soient de la compétence du médecin légiste. J'ai évité d'empiéter sur le domaine de l'*hygienne publique,* ou médecine *politique administrative ;* plus encore sur celle que j'appelle proprement médecine *politique légale,* qui s'occupe de la formation des lois. J'y ai encore ajouté les deux tableaux envoyés dans tous les départemens pour l'instruction des gens de l'art employés à la visite des militaires, par les inspecteurs généraux formant le conseil de santé des armées.

En terminant cet Avant-Propos, je dois à mon état et à moi-même un éclaircissement que ma délicatesse m'oblige de donner. Dans tous les temps, mais plus généralement aujourd'hui, on me fait l'honneur de m'accorder la qualité de *docteur,* les uns en médecine, les autres en chirurgie : le fait est que mon titre légal est celui de *maître-ès-arts en chirurgie , ci-devant lieutenant du premier chirurgen du roi.*

Comme on pourrait penser que c'est dans les vues de confirmer le public dans cette fausse idée, que j'ai pris la qualité de médecin opérant, je crois nécessaire de m'expliquer à ce sujet.

Le décret de suppression du doctorat, de la maîtrise et des corporations, répandit une confusion ridicule dans la plupart des états : les médecins, les chirurgiens et les barbiers furent indistinctement compris sous la dénomination d'officier de santé, sans aucune qualité distinctive. Cette considération obligea plusieurs chirurgiens de communauté de prendre celle de médecin opérant. En effet, il n'y a rien là que de juste et de raisonnable; car les chirurgiens reçus par le grand chef-d'œuvre exercent la médecine opératoire; donc ils ont le droit de prendre une qualité qui démontre infailliblement la nature de leur profession. J'avoue que ce raisonnement me parut péremptoire, et que j'en fis autant. Je crus d'ailleurs pouvoir le faire avec plus de raison et de justice que bien d'autres. Après avoir fait mon cours de philosophie au Collége des Jésuites de Montpellier, je reçus dans l'université de cette ville le grade de maître-ès-arts, et j'y suivis l'école de médecine pendant environ deux ans; pendant autant de temps, j'assistai aux leçons des fameux Astruc et Poissonnier, au Collége royal à Paris : leurs attestations en font foi; j'ai donc étudié la médecine interne aussi bien que la chirurgie, parce que j'etais persuadé que l'une sans l'autre n'offre qu'un demi-secours, et que les deux ensemble forment le vrai médecin : *Is verè medicus est qui sufficit ad medendum.*

La loi dernière est venue trop tard pour moi. Si j'eusse été plus jeune, j'avoue que j'aurais fait comme plusieurs

autres ; mais à soixante-douze ans ce serait une chose trop rare, pour ne pas
dire trop risible, de monter sur les
bancs. Si je continue à prendre dans mes
ouvrages la qualité de médecin opérant,
c'est afin de conserver mon droit de propriété sur ceux qui ont paru et sur ceux
qui paraîtront encore, si la vie et la
santé me le permettent.

COURS

DE

MÉDECINE LÉGALE,

THÉORIQUE ET PRATIQUE.

INTRODUCTION.

§. I. *Objet de la Médecine politique. Ses principales divisions.*

Le médecin (1) a pour but principal la guérison des maladies qui attaquent l'homme ; mais l'objet de ses connaissances ne doit pas se borner à cela seul. S'il se doit à chaque individu en particulier, il n'est pas moins obligé de se consacrer aux intérêts généraux de la société, c'est pourquoi l'on peut diviser la médecine en médecine *clinique* ou *pratique,* et en médecine *politique* ou *légale.*

---

(1) *Medicus à medendo. Is medicus est qui plurimos sanat.*

La première s'occupe du traitement des maladies, soit d'après l'exploration des symptômes faite au lit des malades, soit d'après des mémoires à consulter. La seconde a pour objet tout ce qui peut intéresser la santé des hommes réunis en société, et se subdivise en trois branches, savoir : 1°. la médecine *légale proprement dite*, qui donne au législateur les lumières dont il a besoin pour l'institution des lois en tant qu'elles ont quelque rapport avec les connaissances médicales ; 2°. la médecine *administrative*, que d'autres ont nommée *police médicale*, et qui comprend le traitement des épidémies, les moyens d'arrêter la contagion, de détruire les maladies endémiques, d'assainir une habitation, une ville, une contrée, etc.; 3°. la médecine *judiciaire* (*medicina forensis* des latins), qui éclaire les tribunaux et autres autorités constituées, dans les causes civiles et criminelles qui sont de son ressort.

D'après cette division, qui me paraît naturelle, on voit que la définition qu'a donnée de la médecine légale en général, le chevalier Jaucourt, dans l'ancienne Encyclopédie, et que Mahon a cru devoir adopter, est incomplète, puisqu'elle ne s'applique qu'à une de ses branches, c'est-à-dire à la dernière. Il

est facile d'en juger : « La médecine légale,
» dit cet auteur, est l'art d'appliquer les con-
» naissances et les préceptes de la médecine
» aux différentes questions du droit civil,
» criminel et canonique, pour les éclairer et
» les interpréter convenablement. » Ceci ne
convient en effet ni à la médecine légale proprement dite, ni à la médecine administrative.

La définition que donne M. Foderé est encore moins satisfaisante. Il envisage la médecine légale sous deux points de vue : « Sous
» le premier, dit-il, qui est le plus général,
» elle est l'étude de toutes les lois de la phy-
» sique animale qui sont connues, et la science
» de leur application à toutes les institutions
» que l'ordre social a provoquées. » D'abord,
l'étude de la physique animale n'appartient
pas exclusivement à la médecine légale; elle
est pour le moins aussi nécessaire à la médecine pratique. Je dis plus ; ces connaissances
sont supposées acquises pour exercer les
fonctions de médecin légiste. Ainsi la seconde
partie de la définition aurait dû suffire. Je
pense même qu'il était inutile de considérer
la médecine légale sous un autre point de
vue, comme l'a fait M. Foderé, en disant
qu'elle était encore *l'application des principes
physico-médicaux à l'administration de la*

justice, etc. : l'administration de la justice est bien certainement *une des institutions que l'ordre social a provoquées et nécessitées ;* cette acception des mots *médecine légale* était donc renfermée dans la première.

Convaincu de la difficulté de donner une bonne définition, certain d'ailleurs qu'elle est inutile lorqu'on est parvenu à se faire entendre, je me contente de renvoyer à la division que j'ai présentée en commençant, et après laquelle il ne peut plus rester aucune incertitude sur le sens que j'attache aux expressions, médecine politique, médecine légale, médecine administrative, et médecine judiciaire.

D'après ce qui précède, il est évident que la médecine a un si grand rapport avec la jurisprudence, qu'il serait à desirer que tout jurisconsulte fût en même temps médecin : *Legum scientia atque medicina sunt veluti quadam cognatione conjunctæ, ut qui juris-peritus et idem quoque sit medicus* (1).

Pour faire sentir de quelle importance est la médecine légale en général, je ne puis mieux faire que de transcrire ici un des plus beaux morceaux du discours prononcé par M. Gilbert,

---

(1) Tiraqueau.

à la séance publique de la Société de médecine
de Paris, le 22 pluviose an ix. « Les bienfaits
» de la médecine légale sont sans bornes. Il n'est
» pas une action, un mouvement de l'homme
» dans l'état de société qui n'en puisse récla-
» mer l'usage. Elle est de tous les temps, de
» tous les lieux : c'est la première, la plus
» sacrée des magistratures ; car elle a toujours
» et uniquement pour objet le bonheur de l'hu-
» manité, le repos et la sécurité des citoyens. »

§. II. *Histoire abrégée de la Médecine légale.*

On vient d'entendre que la médecine légale est de tous les temps et de tous les lieux ;
c'est en effet ce que nous démontre l'histoire
des différentes nations. Les livres de Moïse,
les plus anciens de ceux qui existent, nous
laissent voir des traces manifestes de cette
science parmi les Juifs. Telles sont entre autres la distinction des blessures mortelles et
non mortelles (1), et la loi qui enjoignaït aux
lépreux de se montrer aux prêtres, et de vivre
séparés des autres hommes (2).

En Egypte, les mages exerçaient des fonctions analogues. On ne peut douter, d'ail-

(1) Exod., chap. 21.
(2) Lévitiq., chap. 13.

leurs, que les lois sages qui ont été si long-temps en vigueur dans cette contrée n'eussent été établies d'après les principes de l'équité naturelle et avec les secours de la médecine politique.

A leur exemple, les Grecs ne négligèrent pas cette branche importante des connaissances humaines. C'est ainsi qu'Hippocrate préserva sa patrie d'une peste qui ravageait les états voisins. Ce grand homme fut aussi chargé par les Abdéritains de constater l'état de Démocrite qu'on croyait en démence, parce que sa philosophie le portait à rire des travers des autres hommes.

Les Romains, qui puisèrent chez les Grecs les principes des sciences et des arts, comme ceux-ci les avaient puisés chez les Egyptiens, les Romains, dis-je, leur empruntèrent les connaissances médicales qui sont applicables à la législation et aux matières de droit. L'autorité d'Hippocrate était si fort respectée chez eux, qu'on lit dans leurs lois, que ses décisions devaient suffire pour déterminer un jugement sur ces matières. *Propter auctoritatem doctissimi Hippocratis* (1). La loi *Aquilia* éta-

----

(1) Prevot, Principes de Jurisprudence relative aux Visites et aux Rapports.

blissait que pour qu'une blessure fût déclarée mortelle il ne suffisait pas que le blessé mourût, mais qu'il fallait encore que sa mort eût été une suite nécessaire de la blessure. On avait donc recours à des médecins pour décider des cas embarrassans. Et, en effet, à la mort de Jules César, il fut constaté par un médecin, que des dix-huit blessures qu'il avait reçues, une seule avait été mortelle. Galien fut également consulté au sujet d'un affranchi, qui feignait d'être malade pour se dispenser de suivre son maître.

Les empereurs romains ne dédaignèrent pas de prendre dans Hippocrate et dans Aristote quelques-uns des principes de leur législation : telle est l'idée de l'animation du fœtus au quarantième jour, qui a servi de base à la différence du châtiment qu'on faisait subir à une femme convaincue d'infanticide, suivant que l'époque de sa grossesse était plus ou moins avancée. Telle est encore la décision d'Adrien sur la possibilité de l'accouchement dans le onzième mois.

Dans l'histoire moderne, nous voyons Charlemagne insister, dans ses Capitulaires, sur la nécessité de donner aux preuves juridiques toute l'évidence dont elles sont susceptibles, et par conséquent de recourir aux lumières de ceux qui, dans chaque partie, sont plus à portée d'apprécier leur degré de vraisemblance. Les constitutions des différens états de l'Europe nous offrent également des articles spécialement destinés aux rapports que les gens de l'art doivent faire dans les tribunaux.

Il paraît, d'après ce que dit Devaux, que, du temps de saint Louis il y avait déjà des médecins et des chirurgiens désignés pour faire des rapports en justice; mais ce ne fut que sous Henri IV que le premier médecin du roi acquit le droit d'en nommer dans toutes les villes de la France, excepté Paris, où il y avait parlement ou sénéchaussée. Cependant comme ces médecins et chirurgiens-jurés étaient trop éloignés des autres lieux où leur ministère pouvait être nécessaire et souvent pressant, le choix de quelques autres chirurgiens reçus, mais non jurés, fut toléré. Dans la suite, on donna le droit d'en établir dans les bourgs aux lieutenans des communautés de chirurgie avec l'approbation du premier médecin du roi. Mais tout expert était obligé de prêter serment de s'acquitter fidèlement de la commission qui lui était confiée, à moins qu'il ne fût juré, celui-ci étant assermenté lors de sa réception.

Des discussions entre le premier médecin 'et le premier chirurgien de Louis xiv furent un prétexte au gouvernement pour s'approprier le droit de nommer les *jurés*, et de vendre ces places. Elles furent conférées à titre d'office héréditaire, et il est aisé de sentir quels inconvéniens ont dû en résulter.

Il est sans doute bien surprenant que les anciens médecins ne se soient pas aperçus de l'utilité et de la nécessité même de faire de la médecine politique une étude particulière, et qu'ils n'en aient donné aucun traité. L'auteur le plus ancien, à ma connaissance, qui ait écrit sur cette matière, est Ambroise Paré, chirurgien de Charles ix et de Henri iii. Il fut imité par Pigrai et Guillemeau, ses disciples ou ses contemporains. Quelques auteurs allemands s'en sont aussi occupés. Mais Paul Zacchias, médecin italien, qui vivait dans le dix-septième siècle, est sans contredit celui qui a donné sur la médecine légale le traité le plus complet qui ait encore paru. C'est dommage que cet ouvrage soit si diffus et à la portée d'un si petit nombre de lecteurs : on peut dire qu'il est fait plutôt pour les jurisconsultes que pour les médecins.

Depuis que ces ouvrages ont été publiés, on s'est aperçu de plus en plus de la nécessité d'approfondir cette matière importante. L'Allemagne a produit, dans ce genre, plusieurs écrivains distingués, tels que Bohn, Welsch, Ammann, Hebeinstreit, Ludwic, etc. Parmi les Italiens, on peut citer Valentini et Alberti. En France, Gendry et de Blegni ont écrit sur le même sujet, et après eux Devaux, dont l'ouvrage intitulé : *L'Art de faire des Rapports*, contient de fort bons préceptes et des modèles de rapports très-bien faits sur la plus grande partie des cas chirurgicaux. Il s'y en trouve même quelques-uns sur des cas de médecine interne qui méritent d'être consultés.

Il est cependant bon de savoir que dans tous ces ouvrages, surtout les plus anciens, on rencontre, parmi de très-bonnes choses, des erreurs qu'on doit soigneusement éviter. Ces erreurs étaient inévitables dans ce temps-là. Voilà pourquoi, à mesure que les connaissances s'étendent, il est utile que l'on revienne sur ce qui a été fait, tant pour y ajouter de nouvelles vérités que pour corriger les fautes dans lesquelles nos prédécesseurs sont tombés.

J'ai déjà eu occasion d'indiquer deux ouvrages qui ont paru depuis peu, je veux dire ceux de MM. Foderé et Mahon, dont on ne peut que faire l'éloge. Je ne dois pas non plus oublier de faire mention de quelques savans qui de temps à autre ont donné des décisions particulières sur des sujets importans de médecine légale : tels sont entre autres, Antoine Petit, Louis et Bouvart.

§. III. *Des qualités que doit avoir un Expert.*

« L'administration de la justice, dit Prevot,
» s'étendant à tout ce qui peut intéresser les
» biens, l'honneur et la vie des citoyens, il
» semble que la jurisprudence devrait em-
» brasser aussi tout ce qui concerne ces trois
» objets. » Mais la difficulté de trouver toutes ces connaissances réunies dans un même homme, a déterminé le législateur à exiger que les juges appelassent à leur secours des hommes experts dans les sciences et les arts, lorsqu'il s'agirait de prononcer sur des matières qui seraient particulièrement du ressort de ces sciences. De-là la maxime : *Perito in unaquaque arte credendum.*

Le mot *expert* veut dire homme savant, et le choix qu'on en fait suppose la probité : *Probatæ artis et fidei.* Aussi nos coutumes, comme celle d'Anjou, art. 150, celle du

Maine, art. 462, exigent-elles pour visites :
*Prudes gens, non suspects, avec jurés savans
et connaissant en telle chose.*

Savans et probes : ces deux expressions
renferment tous les attributs et les principales
qualités des experts : commentons-les en peu
de mots, et soyez-y bien attentifs.

Il est évident que pour juger d'une chose
il faut la connaître ; et lors surtout qu'il s'agit
de l'honneur, de la fortune, de la vie, on ne
doit pas se contenter d'une notion superfi-
cielle : tout nous fait un devoir ou de refuser
cette tâche, ou bien de faire tous nos efforts
afin de connaître à fond la chose qui en fait
l'objet. *Erudimini qui judicatis.* La justice
vous rejette si vous n'êtes instruits ; n'ap-
prochez de son sanctuaire qu'en tremblant :
Pavete ad sanctuarium meum.

Jeunes élèves, à l'instruction de qui je
consacre cet ouvrage, soyez pénétrés de ces
vérités et de celles que je vous répéterai à
chaque page. Réfléchissez sur l'importance
du sujet que je vais traiter. Toutes les fois
que vous serez appelés pour faire quelque
rapport en justice, frémissez en vous rappelant que vous allez être juges dans la cause
qui vous est soumise. Oui, le médecin est,
dans ces circonstances, juge essentiel : *Me-*

dici non sunt propriè testes, sed est magis judicium quàm testimonium.

Ne perdez donc pas un moment ni une occasion pour vous instruire. Tantôt il s'agira de la fortune, de la liberté, de l'honneur d'un citoyen, et quelquefois d'une famille entière ; tantôt il faudra constater un délit d'où dépendra la vie d'une ou de plusieurs personnes : tremblez, si vous avez négligé de vous instruire. Ne rougissez pas de refuser ces commissions, si vous ne vous sentez pas capables de vous en acquitter convenablement ; qu'ici toute considération et tout respect humain cède à la vérité et à l'intérêt de la justice. Faites attention au serment que vous aurez fait ou qu'on exigera de vous : *de dire la vérité, toute la vérité, et rien que la vérité.* Qu'un sordide intérêt, surtout, ne soit pas capable de vous faire prévariquer. Si la religion ne suffisait pas pour vous inspirer les sentimens d'équité, que votre réputation, du moins, vous y oblige. Pensez enfin que le public a les yeux fixés sur vous, et qu'il n'attend que votre rapport pour vous accorder son estime et sa confiance, ou pour vous livrer au mépris et à l'infamie ; qu'une décision inique vous mériterait.

La médecine légale exige des connaissances

profondes tant théoriques que pratiques : les unes sans les autres peuvent nous faire commettre des erreurs plus ou moins graves. Le praticien observateur ne laissera échapper aucune circonstance qui puisse caractériser un fait, un délit; et l'habitude ou l'expérience lui suggéreront les meilleurs moyens pour découvrir la vérité qu'on voudrait lui cacher. Mais aussi combien n'a-t-il pas à craindre de rencontrer des obstacles si la théorie lui manque et s'il ignore l'anatomie. Il est certain que pour déterminer les degrés de dérangement et de danger, il est nécessaire de connaître les différens organes qui peuvent être affectés, quel est leur état naturel, en quoi consistent et comment s'exécutent leurs fonctions, les différentes causes qui peuvent les léser, etc.

L'anatomie nous montre les parties, leur figure, leur volume, leur couleur naturelle, leur situation, et les rapports qu'elles ont entre elles.

La physiologie nous explique leur action et leur mécanisme.

La pathologie nous instruit de la nature des maladies; de leur conséquence, et de leur danger.

La thérapeutique enfin nous enseigne à

traiter méthodiquement les maladies, et par conséquent elle nous met dans le cas non-seulement de pouvoir juger avec connaissance de cause si celles qu'on soumet à notre examen ont été traitées d'une manière convenable, ce qui contribue à rendre les délits plus ou moins graves, et par conséquent leurs auteurs plus ou moins punissables, mais encore à prescrire le traitement le plus méthodique.

Voilà des connaissances indispensables pour un expert; mais qu'il serait à desirer qu'il en possédât d'autres ! Telle est particulièrement la chimie, qui peut lui faire découvrir la nature, et l'espèce de substances délétères ou des poisons. Cette science peut encore être très-utile pour expliquer certains phénomènes très-difficiles à connaître sans son secours; à arrêter l'effet pernicieux de certaines substances dont la manière d'agir est connue : par exemple, je fus un jour mandé pour secourir une jeune demoiselle à qui, par un *qui-pro-quo*, on avait fait boire un verre de vinaigre des plus ardens, au lieu d'une médecine que je lui avais prescrite. Je la trouvai dans une agitation extraordinaire, en disant qu'elle avait le feu dans l'estomac. Connaissant la cause , j'envoyai chercher deux gros de magnésie blanche, que je lui fis avaler, délayée dans de l'eau. Dans l'instant même ce feu se calma, et jamais on n'a vu produire un effet purgatif plus bénignement et abondant que ne fit cette neutralisation. Il fut donc heureux pour cette malade que je susse mes élémens de chimie.

Il serait encore bien à desirer que celui qui doit faire un rapport possédât l'histoire naturelle, afin de distinguer les différentes productions de la nature; mais surtout la botanique, dont il est aisé d'apprécier les avantages dans cette circonstance.

Outre toutes ces connaissances, un médecin expert a besoin d'agir avec une grande prudence et bien de la sagacité. Combien de cas douteux ou difficiles, combien de circonstances embarrassantes peuvent se présenter ! Pour abréger, je me contenterai de renvoyer à l'observation fournie par M. Varnier, dont j'ai donné le détail dans l'article de l'empoisonnement.

Devaux blâme avec justice ceux qui ont l'imprudence de prêter leur signature au bas d'un rapport fait par un autre, sans avoir été témoin du fait qu'on certifie. Il faut être bien indiscret pour l'exiger, et bien peu délicat pour l'accorder.

Il est encore une autre espèce de délicatesse dont un expert doit être jaloux : c'est la discrétion et la fidélité due au secret qui lui est confié.

Les tribunaux ne doivent ni ne peuvent exiger d'un médecin qu'il révèle un secret qui lui aura été confié relativement à son état. En tout cas, le médecin peut et doit même s'y refuser. La religion, la probité, le droit des gens, lui en font une loi. A plus forte raison devons-nous garder le secret lorsque personne ne nous oblige de le révéler. Les casuistes et les jurisconsultes sont d'accord sur ce point.

En terminant ce paragraphe, je ne puis me dispenser de faire l'application de la remarque précédente au cas que voici :

Je suppose qu'un officier de santé soit forcé de citer en justice un débiteur qui refuse de lui payer les honoraires qui lui sont dus pour l'avoir traité d'une maladie vénérienne. L'officier de santé ne doit pas désigner cette maladie comme telle dans son mémoire, afin d'éviter une publicité qui ferait tort à son débiteur. Je suppose ensuite que le débiteur conteste le paiement, sous prétexte que la demande est excessive. On nomme des experts. Ceux-ci s'assemblent ; ils deman-

dent à connaître la maladie dont il est question, pour régler les honoraires comme il
convient. On les en instruit sous le sceau du
secret. Ces experts sont obligés de le garder
comme celui qui a traité le malade.

§. IV. *Des Rapports.*

« En médecine, nous appelons *Rapports*,
» des actes authentiques qu'on fait en justice
» pour constater l'état d'une personne, d'une
» maladie, d'une blessure, ou d'une mort
» occasionnée par une violence extérieure,
» ou arrivée spontanément, c'est-à-dire sans
» qu'aucune cause apparente y ait donné
» lieu (1). »

Nous diviserons les rapports en *dénonciatifs*, en *officiels* et en *mixtes*. Les rapports
dénonciatifs sont ceux qui sont faits à la réquisition des particuliers qui y sont intéressés.

Les rapports *officiels* sont ceux qu'on fait
par ordre de quelque autorité constituée.
Nous donnons le nom de *mixtes* à ceux qui,
quoique faits à la seule invitation des particuliers, sont approuvés par les juges, ou les

____

(1) Encyclop. mét. Dict. de Chirur.

autres autorités constituées et compétentes.

Ces actes ont reçu différens noms suivant la nature de leur objet ; savoir, rapport proprement dit, certificat d'excuse ou exoine, et estimation ou expertise.

Le premier est celui où il est question d'exposer en justice l'état d'un blessé, d'un mort, ou d'une personne sur laquelle il a été commis quelques excès, qui méritent la vindicte publique.

L'*exoine* est une attestation tendante à excuser une personne que sa situation met dans l'impossibilité physique de faire ce qu'on exige d'elle, ou l'expose en le faisant, soit à perdre la vie, soit à déranger sa santé, ou à aggraver sa maladie.

Nous appelons enfin *estimation* ou *expertise*, l'examen de quelque mémoire présenté par des gens de l'art, à l'effet de fixer le prix des opérations, visites, pansemens, fournitures qui ont été faites par eux, et qui sont contestées par le débiteur, laquelle estimation est relatée par un procès-verbal ; et on nomme experts ou arbitres ceux qui sont choisis par les parties, ou nommés d'office pour procéder à cet examen.

Il est encore une autre espèce de rapport, qu'on appelle rapport *de commodo et incommodo*.

Ces sortes de rapports ont lieu, par exemple, pour décider si certains établissemens qu'on se propose de faire seraient nuisibles ou non; si certaines localités ont le même inconvénient que d'autres pour la salubrité de l'air, etc.

La distinction de rapport *provisoire* me paraît inutile, parce que tous peuvent l'être s'ils sont rédigés comme il convient et acceptés par les autorités compétentes. On donne ordinairement ce nom aux rapports d'après lesquels on accorde une provision à la personne maltraitée. Il peut se faire cependant que le juge fasse constater l'état du malade uniquement dans la vue d'accorder une provision, auquel cas le nom de rapport provisoire serait justement applicable.

Tout rapport proprement dit doit offrir quatre parties bien distinctes dans un ordre constant; savoir, la formule ou *préambule*, *l'histoire* ou exposé des circonstances qui ont précédé la visite; *la description* des accidens ou symptômes qui peuvent caractériser le délit ou la maladie; *la décision* ou conclusion. Expliquons ce que nous entendons par chacune de ces parties, en donnant pour exemple un rapport que nous analyserons.

Préambule : Il contient la qualité des

experts et leur domicile; on y expose ensuite à la réquisition de qui, ou en vertu de
quel ordre ou ordonnance on doit procéder,
et on y fait mention de la date, de l'heure,
ainsi que de la qualité du porteur de la réquisition, de l'invitation ou de l'ordre.

« Nous soussignés officiers de santé, habi-
» tans de la ville d'Agen, chef-lieu du dépar-
» tement de Lot-et-Garonne, déclarons qu'en
» vertu d'une ordonnance du tribunal crimi-
» nel, en date du quinze de ce mois, à nous
» remise par N...., huissier, cejourd'hui,
» vers les trois heures de l'après-midi, nous
» nous sommes, etc. »

On peut encore se servir de la formule suivante :

« Rapporté par nous soussignés officiers
» de santé, habitans, etc., qu'en vertu d'une
» ordonnance, etc., nous nous sommes, etc. »

L'histoire : On y fait mention du lieu où
l'on s'est transporté et où est le mort, ou le
malade; de la situation où il était; on donne
son nom, s'il est connu; sa profession, son
âge; on fait mention de l'état de sa santé précédente, si on en est instruit; on rapporte
les questions qu'on a cru nécessaire de faire,
ainsi que les réponses, sans cependant rien
mettre de superflu; enfin, on indique toutes

les circonstances relatives à l'objet de la
visite. Telle est la partie suivante :

« Nous nous sommes transportés vers les
» quatre heures du même jour, dans telle
» rue, maison n° 10, que nous connaissons
» pour être celle de N.·..., tailleur d'habits
» pour homme, lequel paraissait jouir ci-de-
» vant d'une bonne santé. Avant de voir le
» malade on nous a rapporté qu'il y avait en-
» viron trois heures qu'il avait dîné de bon
» appétit et se portant bien ; mais qu'environ
» un quart-d'heure après avoir dîné il s'était
» plaint d'une colique violente qui l'avait mis
» dans la situation où nous allions le voir ;
» de suite nous avons été conduits, etc. »

La description est la partie essentielle du
rapport : elle doit contenir en détail tout ce
qu'on a aperçu d'afférent au délit ou à la maladie qu'on se propose de faire connaître ;
telle est la partie qui suit :

« Nous avons été conduits dans une cham-
» bre sur le devant et au rez-de-chaussée, où
» nous avons trouvé ledit N.... dans une
» agitation et des convulsions affreuses, avec
» une sueur froide, et sans parole ni connais-
» sance ; le pouls serré, petit et très-irrégu-
» lier, ayant enfin la figure cadavéreuse.
» L'officier de santé ordinaire s'y étant rendu,

» nous a dit qu'il y avait été appelé dans le
» commencement des douleurs ; qu'il l'avait
» regardé comme empoisonné, et qu'en con-
» séquence il lui avait fait donner un vomitif,
» et qu'ensuite il lui avait fait prendre beau-
» coup de lavages et d'huile en abondance. »

La décision contient le jugement du médecin expert sur l'état du sujet, sur la nature
de la maladie ou du délit, et sur leur cause ;
le pronostic fondé sur la nature des accidens, sur la lésion des fonctions, et d'après
les signes commémoratifs, comme dans la
partie suivante :

« L'état de la santé dudit N.... avant son
» dîner, et son appétit ; tous les symptômes
» et accidens qui ont commencé à paraître
» peu de temps après le repas, leur violence
» et leur caractère : tout cela ne permet aucun
» doute sur l'existence de l'empoisonnement
» dudit N...., que nous estimons être sans
» ressource et comme n'ayant que peu d'heures
» à vivre ; mais pour plus ferme conviction,
» nous désirons que son corps soit ouvert
» dans le plus bref délai après sa mort. En
» foi de quoi nous avons donné le présent
» rapport pour ne contenir que l'exacte vé-
» rité. A Agen, etc. »

Je ne partage pas entièrement l'opinion de

M. Foderé au sujet des rapports dénonciatifs, c'est-à-dire de ceux qui sont faits à la simple invitation des personnes intéressées. Cet auteur pense qu'un médecin délicat, et jaloux de sa réputation, ne doit pas s'y prêter, parce que, dit-il, ces rapports n'étant que des témoignages volontaires, ils sont sujets à suspicion, et qu'un homme d'un mérite réel s'expose ainsi à se voir supplanter par un ignorant nommé d'office. Il est certain néanmoins que dans des cas pressans et qui demandent la plus grande célérité, ce serait perdre du temps mal à propos que d'attendre, pour faire un rapport, qu'on en ait été requis par le magistrat. C'est l'opinion d'Antoine Bruneau, fameux jurisconsulte. Voici ses expressions : « Les médecins et chirurgiens » ne peuvent point refuser de faire leur rap- » port, s'ils en sont requis par les parties, ou » ordonnés par le juge, d'autant qu'il ne leur » est pas loisible de dénier la profession de » leur art aux malades et blessés.... » Les craintes d'ailleurs que M. Fodéré voudrait inspirer, ne me paraissent pas suffisantes pour devoir nous obliger de manquer à la confiance qu'on nous accorde en s'adressant à nous. Un juge peut, à la vérité, nommer d'autres experts, mais une des parties peut aussi les récuser; et dans tous les cas les premiers doivent être joints aux derniers pour faire valoir leur rapport respectif, afin qu'on puisse donner la préférence à celui qui le mérite : c'est ainsi que le décide le même jurisconsulte dont je viens de parler. Prevot, qui rapporte le sentiment de cet auteur, ajoute que tout cela se fait, à l'égard des uns et des autres par ce principe : *Nemo debet alieno odio prægravari.* C'est ainsi que pensent La Roche-Flavin, Imbert, etc.

J'avoue cependant que lorsque la chose n'est pas pressante, je préfère renvoyer au juge ceux qui s'adressent à moi pour dresser un rapport, afin d'en obtenir une invitation ou une ordonnance à cet effet. Je pense qu'on doit en agir ainsi toutes les fois qu'il n'y a pas urgence.

§. V. *Règles et principes généraux relatifs aux Rapports.*

Je m'étendrai peu sur ce qu'il est nécessaire d'observer dans la rédaction des rapports en général, parce que, dans chaque article, je donnerai des exemples particuliers, et tracerai les règles qui sont directement applicables au sujet dont il y sera question. Cette méthode distributive m'a paru préférable pour l'enseignement à la méthode collective que quelques auteurs ont employée, et qui n'est propre, suivant moi, qu'à être présentée aux gens déjà instruits.

Comme nos rapports ont pour but d'instruire les juges et de les éclairer sur la nature et la gravité du délit, nous devons nous servir d'un langage et d'expressions bien intelligibles; un homme de l'art aurait par conséquent mauvaise grace d'affecter de ne se servir que de termes scientifiques ou techniques dans son rapport.

Pour la même raison, il faut qu'un rapport soit clair et nullement chargé de détails inutiles. On ne doit rien y omettre de ce qui peut contribuer à caractériser le délit et à l'établir; mais on doit éviter de le charger de ce qui ne remplit pas ces vues.

Comme la décision ou conclusion est la partie du rapport la plus délicate à tous égards, elle exige, indépendamment des lumières du médecin, une certaine sagacité et une grande prudence. On doit bien prendre garde de ne pas mettre sur le compte de l'auteur du délit ce qui peut lui être étranger.

« On suppose, par exemple, dit M. le pro» fesseur Chaussier, que la mort d'un blessé

» arrive peu de jours après une rixe ; on
» agirait bien inconsidérément, si, sans au-
» cune recherche ultérieure, on l'attribuait
» aussitôt aux violences qui s'en sont suivies.
» La contusion la plus légère, la blessure la
» plus simple en apparence, dégénère par la
» suite, prend le caractère d'une maladie lon-
» gue, grave, soit par le développement d'un
» vice humoral préexistant, ou par un mau-
» vais traitement (1). »

L'expert déclarera, suivant ses connaissances, si l'état du malade est dangereux ou
non. Il déterminera, s'il est possible, le
temps nécessaire à la guérison; mais il est
facile de se tromper à cet égard, et l'on ne
saurait être trop circonspect pour en décider,
à moins qu'il ne s'agisse d'une légère plaie
extérieure qui n'intéresse que la peau et peu
profondément les muscles.

. Ne prononcez jamais trop affirmativement
sur l'événement des plaies de la tête, de la
poitrine, du bas-ventre, surtout si vous ne
pouvez être assuré que les parties contenues
dans ces cavités ne soient pas lésées par
blessure ou par commotion. Dans tous ces

---

(1) Mémoire lu à la séance publique de l'académie
des sciences de Dijon, le 20 décembre 1789.

cas et bien d'autres, dont vous avez été instruit par la pathologie, ne hasardez jamais
un pronostic ; déclarez au contraire qu'il
n'y a que le temps qui puisse donner cette
connaissance ; cependant si tout annonce peu
de danger, ou fait voir qu'il n'y en ait aucun,
on ne doit pas le taire pour la tranquillité de
l'accusé et du malade.

Il faut surtout prendre garde, dans les
rapports, de ne pas prononcer trop légèrement et d'une manière qui ne soit pas conforme au récit des accidens et des symptômes
qui seront relatés ; car non-seulement une
pareille décision est une preuve d'ignorance,
mais encore elle expose aux humiliations et
aux désagrémens que M. Foderé redoute avec
raison. Voilà ce qui est arrivé trop souvent
dans des causes importantes qui ont été portées par appel aux cours supérieures. Lisez
les Œuvres de Louis et le Recueil des Causes
célèbres, vous y verrez que ce savant professeur et le fameux Antoine Petit ont été,
dans quelques occasions, obligés de convaincre d'inconséquence et même d'ignorance, d'après leur propre relation, des personnes de l'art qui avaient donné des rapports en première instance. Ayez donc soin
de vous assurer si les faits consignés dans

vos rapports garantissent suffisamment la justesse de vos conclusions.

Dans tous les rapports on doit énoncer si c'est à la réquisition des parties intéressées, ou si c'est en vertu d'une ordonnance de quelque autorité constituée qu'on a procédé.

On dira si la personne qui en est l'objet est venue d'elle-même chez le médecin, ou si celui-ci a été obligé de se transporter chez elle. On comprend que cette distinction n'est pas inutile, puisque, dans la première supposition, il est à présumer que le mal est moins considérable que dans la seconde. Cependant un médecin prudent ne doit pas se laisser prévenir, et croire que le désordre est plus sérieux, par cela seul que le plaignant restera chez lui et gardera le lit, en affectant de paraître plus malade qu'il n'est en effet; ce sont de vieilles ruses contre lesquelles on doit se tenir sur ses gardes.

Un postillon, qui prétendait avoir reçu des coups de pied au ventre et quelques coups de bâton ailleurs, avait un testicule plus volumineux que dans l'état naturel. Je voulus le toucher sans la moindre violence, aussitôt il poussa les hauts cris, en me disant que c'était là qu'il avait reçu un coup de pied. Je fus d'autant plus surpris de cette expression de douleur, que non-seulement je ne lui en avais pas encore donné occasion, mais même que je n'y aperçus ni inflammation, ni tension, ni ecchymose. Cela me donna des soupçons. Enfin le hasard voulut que j'aperçusse un suspensoir bien fait et fort sale au-dessus du chevet du lit. Je le lui présentai, et je parvins à lui faire convenir de sa supercherie. La tumeur était produite par un ancien sarcocèle.

J'en ai rencontré qui avaient voulu imiter des ecchymoses en teignant la peau avec de l'encre, du suc de baies de sureau, d'hièble, etc. Pour peu qu'on soupçonne la fraude, il est aisé de la distinguer : il suffit de frotter ces taches avec du jus de citron, d'oseille, ou de l'eau de savon : si ce sont des ecchymores, elles persisteront, sinon elles seront effacées très-promptement.

Un jeune homme eut une rixe avec un autre ; le premier reçut deux coups d'un petit bâton à la tête. Il se mit au lit. Environ deux heures après je fus appelé pour le voir, dans les vues d'avoir de moi un rapport dénonciatif : je m'y rendis. Les coups me parurent au-dehors de peu de conséquence, surtout en connaissant la cause ; mais le pouls était fort et accéléré, la peau moite et brûlante ;

enfin le malade me parut être dans un tel
état d'accablement , que je jugeai d'abord
qu'il était en danger. Je proposai une· saignée. A ce mot de saignée, le jeune homme
paraît s'éveiller , en disant qu'il n'avait jamais pu consentir à se laisser saigner. Ma
surprise fut grande, non pas à raison de son
refus, mais parce que le mot *saignée* avait
produit sur lui un si merveilleux effet ; et
ce qui augmenta encore mon étonnement,
c'est que le père et la mère, qui étaient censés
le voir dangereusement malade, ne lui firent
pas de grandes instances pour qu'il permît
qu'on le saignât. Tout cela me fit soupçonner
quelque fraude. Il fallut se contenter de
l'usage des topiques vulnéraires.

On observera qu'en entrant dans la chambre
où il était, je fus frappé d'une odeur de cannelle et de girofle qui m'aurait entêté si j'y
eusse resté un peu plus long-temps. J'attri-
buai cette odeur aux différentes eaux aroma-
tiques dont on se sert ordinairement dans ces
sortes de cas ; mais j'appris le lendemain , par
un ami de la maison , que le malade avait bu,
par le conseil d'un mauvais sujet, deux grands
verres de vin pur, dans lequel on avait fait
bouillir de la cannelle et du girofle, dans la
vue d'exciter la chaleur, la sueur et la fièvre,

pour obliger l'auteur du délit d'offrir une grosse somme, afin d'éviter les poursuites d'une affaire grave qu'il aurait eu à craindre.

Quant aux plaies, fractures, contusions et sugillations, vous pouvez voir ce que j'en ai dit aux différens articles des blessures; mais je dois vous recommander, lorsqu'il s'agira de faire une ouverture de cadavre, de disséquer avec précaution et prudence, afin de ne pas attribuer à l'instrument qui a servi au délit les désordres qui pourraient n'être que l'effet de votre scalpel : voilà ce qui peut aisément arriver à un homme qui ignore l'anatomie, et qui est peu au fait des dissections ou des opérations. Cette observation n'a pas échappé à l'illustre Wan-Swieten. *Sœpe,* dit-il, *quando imperiti cadaver examinant, non tam lustrant vulnera, quam faciunt.*

Lorsqu'il est question d'un blessure, on doit en marquer le siége, la grandeur, tant en longueur qu'en largeur et profondeur. On dira si c'est une plaie, si elle est pénétrante ou non dans quelqu'une des cavités; mais, comme je le répéterai en son lieu, on ne doit jamais se servir de sonde pour s'en assurer sur le vivant.

S'il s'agit d'un cadavre dont on fait l'ouverture, on détaillera toutes les parties qui auront été lésées en suivant directement le chemin qu'a parcouru l'instrument, commençant par le dehors, et procédant de suite jusques à la partie derrière laquelle il aura abouti.

On spécifiera l'espèce d'instrument qui a servi à commettre le délit ; savoir si c'est un instrument poignant, tel qu'une épée, une broche, etc.; ou tranchant, comme un sabre, un rasoir, un couteau ; ou bien contondant, tel qu'un bâton, une pierre, le poing fermé ; ou bien enfin une arme à feu, comme un pistolet, un fusil, un canon, etc.

On indiquera aussi, autant qu'il sera possible, de quelle manière le coup a été porté, dans quelle direction, et avec quel degré de force l'instrument vulnérant a exercé son action.

S'il est question d'une cicatrice, on tâchera d'en assigner la nature, c'est-à-dire, de déterminer si elle est consécutive à une plaie avec perte de substance, à une simple incision, à un ulcère, à une tumeur abcédée, etc.; ce qui ne peut se faire qu'en profitant des lumières d'une bonne et ancienne pratique. Il faut en dire autant de la distinction à établir entre une ecchymose et une tache scorbutique : *erudimini.*

Si en visitant un malade ou un cadavre, on sent la nécessité de délibérer sur le cas qui se présente, on se contentera de mettre par écrit tout ce qu'on aura observé, et l'on demandera un temps suffisant pour réfléchir et donner ses conclusions.

A l'égard de l'empoisonnement, on prendra tous les renseignemens possibles, soit sur la moralité du prétendu empoisonné, et ses dispositions antérieures, soit sur ce qui s'est passé peu de temps avant qu'il ait éprouvé le commencement des accidens, c'est-à-dire, si c'est peu de temps après avoir bu ou mangé; s'il a pris le dernier repas en compagnie, on saura si quelqu'un ou tous ses commensaux ont éprouvé plus ou moins quelque mauvais effet, etc.; et sur cela on conseillera les remèdes les plus convenables pour y remédier.

Si la personne est morte, on procédera à l'ouverture de son cadavre, on examinera tout le canal alimentaire depuis la bouche, pour en considérer les dérangemens; on cherchera parmi les substances contenues dans l'estomac, pour tâcher de découvrir quelque échantillon du poison; et l'on se conduira, en un mot, comme je le dirai à l'article de l'empoisonnement.

CHAPITRE PREMIER.

Des Questions relatives à la Génération.

IL est un grand nombre de cas pour lesquels le médecin légiste peut être consulté, et qui ont rapport à l'état des organes génitaux chez l'un ou l'autre sexe ; mais plus particulièrement chez la femme. J'en ferai la matière de plusieurs articles, et je traiterai successivement, sous le point de vue de la médecine judiciaire, 1°. du mariage ; 2°. de la virginité, de la défloration, et du viol ; 3°. de l'impuissance, de la stérilité, et des hermaphrodites ; 4°. de la grossesse ; 5°. de l'accouchement ; 6°. de l'avortement.

ARTICLE PREMIER.

Du Mariage.

Je ne me propose pas ici de vous parler politiquement du mariage : je me permettrai seulement quelques réflexions générales sur l'âge auquel il convient de se marier, et sur les raisons physiques qui doivent en détourner, afin que, consultés à ce sujet, vous puissiez donner des conseils sages et utiles.

La vie de l'homme est divisée, comme l'on sait, en trois périodes : celle de l'accroissement, qui comprend l'enfance, l'adolescence, et la jeunesse ; celle de la consistance, qui répond à l'âge mûr, et celle du dépérissement qui commence à la vieillesse et se termine à la décrépitude.

C'est à la fin de l'adolescence ou à l'époque de la puberté, que les organes génitaux deviennent propres à remplir leurs fonctions ; mais ils ne le font encore que d'une manière imparfaite. Le bassin, chez la femme, n'a pas, à cette époque, acquis tout son développement ; et chez l'homme, la liqueur séminale n'est pas entièrement élaborée. Il résulte d'ailleurs de l'exercice prématuré de ces organes une déperdition de substance qui énerve les forces de la vie. C'est pourquoi il ne convient pas de se marier trop jeune. En général, il serait à desirer que le mariage n'eût lieu pour les hommes qu'après la vingtième année, et pour les femmes qu'après la dix-huitième. Aristote, en fixant pour celles-ci le mariage à dix-huit ans, voulait, pour les premiers, qu'il fût différé jusqu'à trente ans.

Il est encore un autre vœu que j'oserais former, si la nature pouvait y accéder, ce serait qu'aucune personne atteinte de maladies héréditaires ne contractât mariage ; car, quelle progéniture peut-on en attendre ? N'est-il pas certain qu'en se mariant, ces sortes d'individus se préparent des sujets de déplaisir et de chagrin? ils abrégent leur vie en la rendant extrêmement pénible, et transmettent à leurs enfans, avec l'existence, les maux dont ils sont tourmentés. Ces considérations ont, à ma connaissance, détourné du mariage plusieurs personnes des deux sexes. Dieu veuille que leur exemple soit suivi, et surtout que ce ne soit point aux dépens des mœurs !

Parmi les cas qui doivent mettre obstacle au mariage, il faut ranger la mauvaise conformation du bassin chez les femmes. Cette circonstance exige, de notre part, la plus grande attention. S'agit-il, par exemple, d'une femme de petite stature, bossue ou contrefaite? on peut craindre que, devenant grosse, l'accouchement ne puisse se faire suivant la voie accoutumée, et qu'elle ne succombe à une opération devenue nécessaire.

Il faut se rappeler ici ce qui a été dit dans le cours d'accouchement , non-seulement sur les dimensions naturelles du bassin, mais encore sur ses vices originaires ou acquis.

En vous parlant des vices organiques, d'après le sentiment des plus savans praticiens et des meilleurs accoucheurs, je vous ai dit que si les enfans sont attaqués du rachitis dans les deux premières années de leur naissance, le bassin peut en être dérangé, parce que les os qui le forment ont pour lors très-peu de consistance; mais que si cette maladie ne se déclare qu'après cette époque, ils en sont très-rarement affectés par la raison contraire. Elle attaque alors de préférence l'épine, les côtes, le sternum, et les jambes; et souvent une femme qui est bossue, qui a la colonne vertébrale déjetée en différens sens, les jambes arquées, etc., a un bassin bien conformé. Voilà ce que l'observation journalière confirme; en effet, on est souvent surpris que des femmes petites, déformées d'une manière extraordinaire, accouchent le plus heureusement d'enfans d'un gros volume, tandis que d'autres, grandes et en apparence bien proportionnées, succombent à ce travail de la nature.

Dans les cas soumis à notre examen, voici les moyens que nous devons employer pour reconnaître l'état de cette partie essentielle.

« Il faut d'abord examiner, dit le célèbre
» Baudeloque, la rondeur des hanches, leur
» égalité tant en hauteur qu'en largeur; la
» convexité du pubis, la dépression (ou en-
» foncement) de la partie postérieure et su-
» périeure du sacrum, une étendue de quatre
» à cinq pouces du centre de cette dépression
» à l'extrémité du coccix ; une épaisseur de
» sept à huit pouces chez les femmes d'un
» embonpoint médiocre, depuis la pointe du
» tubercule épineux de la dernière vertèbre
» lombaire jusqu'au milieu du mont-de-vénus,
» et huit à neuf pouces d'écartement entre
» les épines supérieures et antérieures des os
» des îles : voilà ce qui caractérise la bonne
» conformation du bassin. » Le contraire est
un signe de la mauvaise structure de cette
partie.

En effet, si la femme a l'os sacrum trop en-
foncé, si les os pubis sont trop aplatis, il en
résultera un raccourcissement du diamètre
antéro-postérieur.

Pour bien connaître la mesure de ces distances, on n'a pas de meilleur moyen que le
compas de M. Baudeloque. (*Voy.* son Traité
des Accouchemens où se trouvent, avec un
grand détail, tous les moyens propres à vous
instruire sur cette matière, et où est repré-

senté le compas de cet auteur, avec la manière de s'en servir.)

On peut encore mettre en usage le toucher; mais 1°. il faut être vraiment praticien pour bien juger de la capacité du bassin, par l'introduction du doigt dans le vagin et jusqu'à une hauteur convenable; 2°. il faut considérer que nous supposons ici une jeune vierge qu'on a dessein de marier; quelle peine n'aura-t-elle pas à permettre une pareille visite de la part d'un homme? D'ailleurs, l'introduction du doigt ne peut qu'être douloureuse, capable de produire des meurtrissures et quelquefois des déchiremens.

M. Coutouli a imaginé un instrument qu'il prétend pouvoir introduire dans le vagin, pour mesurer le bassin intérieurement; mais il y a apparence qu'il n'a pas fait fortune, et je le crois peu propre et même dangereux, surtout pour le cas dont il est ici question.

Il peut encore y avoir des vices dans les parties molles de la génération, qui pourraient rendre l'accouchement très-laborieux et même dangereux: tels sont un vagin extrêmement resserré et calleux, à la suite ou par l'effet de quelque maladie précédente, une tumeur considérable qui occuperait la plus grande partie de son étendue, des cicatrices fortes et anciennes, etc.

ARTICLE II.

De la Virginité, de la Défloration, et du Viol.

La virginité est l'état particulier d'une femelle qui n'a pas encore éprouvé les approches du mâle; c'est une fleur précieuse que l'honneur, la vertu, la religion obligent de conserver, sous peine d'infamie, jusqu'à un légitime mariage, dans un pays où règnent les bonnes mœurs : lorsqu'on la perd dans tout autre temps, la personne qui s'y est exposée est dite déflorée.

Nous pouvons être appelés pour décider dans lequel de ces deux états une fille se trouve; tâche bien délicate, et le plus souvent très-difficile, parce que les signes de la virginité sont toujours équivoques.

Il y a des auteurs qui croient qu'il y a des marques auxquelles on peut la connaître; d'autres, au contraire, affirment que la chose est impossible. Voyons quels sont ceux qui sont fondés.

Les signes de la virginité se réduisent aux apparences que les parties de la génération peuvent nous fournir. Ces parties sont : les grandes lèvres, la fourchette, mais surtout la membrane appelée *hymen;* les grandes lè-vres et la fourchette ne peuvent être déran-gées que dans l'accouchement, ou par une manœuvre forcée et violente; l'hymen est une membrane qui se voit, lorsqu'elle existe, à l'entrée du vagin, qu'elle ferme plus ou moins, et qui part de la surface du bord de ce conduit. Il est étonnant que l'existence de cette membrane ait été jusqu'ici un sujet de contestation parmi les anatomistes, les accoucheurs et les physiologistes (1).

Quoi qu'il en soit, voici ce qui paraît le plus certain à ce sujet : la plupart du temps on trouve cette membrane sous la forme d'un croissant, dont le bord convexe part de la partie inférieure du bord du vagin, et les cornes se dirigent sur les côtés vers le pubis. Quelquefois elle fait tout le tour de ce con-

---

(1) Fallope, Vesal, Dimerbroek, Riolan, Heister, Ruisch, et quelques autres anatomistes, tels que Winslow, etc. prétendent que la membrane de l'hymen est une partie réellement existante.

Ambroise Paré, Dulaurent, Graaf, Pinaeus, Dionis, Mauriceau, Palfyn, et quelques anatomistes modernes, aussi fameux et tout au moins aussi accrédités que les premiers, soutiennent au contraire que la membrane de l'hymen n'est qu'une chimère.

duit. On a vu, mais ce cas est très-rare, qu'elle bouchait entièrement le vagin. On verra, dans l'article qui traite de la grossesse, les maux que cette circonstance peut procurer. Il y a des filles sur lesquelles on n'en observe aucun vestige; chez d'autres, on remarque autour de l'entrée du vagin, principalement en bas ou postérieurement, quelques replis détachés ou isolés; tantôt on en rencontre dont le bord flottant est arrondi, et tantôt ces replis se terminent en pointe, ce qui les a fait nommer caroncules myrtiformes (1).

Supposons maintenant qu'on trouve cette membrane déchirée sur une personne qu'on est chargé d'examiner; tout ce que l'on pourra conclure de ce signe pris isolément, c'est qu'il y a eu introduction d'un corps quelconque dans le vagin, et l'on ne serait nullement fondé à croire que cette personne a eu commerce avec un homme. On sait, en effet, que les jeunes filles sont malheureusement trop sujettes à la masturbation, et que la membrane hymen peut se trouver rompue par

____

(1) L'hymen paraît une production de la membrane qui tapisse l'intérieur du vagin et de la cavité de la vulve. Les caroncules s'effacent à mesure que le vagin se distend par l'action répétée du coït, mais surtout par l'accouchement.

cette manœuvre. Il y a aussi des observations très-dignes de foi, et qui constatent que les hommes de l'art ont quelquefois été appelés pour extraire du vagin des corps assez volumineux qui y avaient imprudemment été introduits. J'avoue cependant que si les déchirures sont récentes et sanglantes, on doit généralement penser qu'elles sont plutôt le résultat du coït que de l'introduction d'un corps étranger, puisqu'il n'est guère à présumer que la personne n'ait pas été arrêtée par la douleur qu'aurait dû lui causer une semblable introduction. Au reste, c'est plutôt d'après la conduite et les mœurs connues d'une personne qu'on peut juger si elle est vierge ou déflorée.

Mais ne peut-il pas se faire que l'hymen reste intact, quoique le coït ait eu lieu ? La chose est hors de doute. Si l'hymen ne forme qu'un croissant, ou si, faisant tout le tour du vagin, il est bien ouvert, et que la verge de l'homme soit peu volumineuse, cela peut aisément avoir lieu.

L'existence des caroncules est-elle une preuve certaine de la défloration ? Nous avons déjà prouvé, qu'absolument parlant, on ne pourrait pas distinguer si leur formation était 'effet de l'intromission du membre viril ou de quelque autre corps; mais je suis encore fondé à demander si l'existence des caroncules est le produit du déchirement de l'hymen? Ne peuvent-elles pas être naturelles? J'ai de fortes raisons pour le croire. Les observations que j'ai eu occasion de faire me font penser que ces replis sont, dans ce dernier cas, arrondis et sans cicatrice, tandis que ceux qui sont l'effet du déchirement de cette membrane, sont plus ou moins pointus ou en pyramide, et ont leurs bords irréguliers.

Il suit de toutes ces considérations : 1°. qu'une vierge peut n'avoir pas d'hymen; 2°. que les caroncules ne sont pas un signe certain de la défloration; 3°. que ces replis peuvent être naturels; 4°. que l'absence de l'hymen n'est pas une preuve de la non-virginité; 5°. enfin que l'existence de cette membrane ne suffit pas toujours pour assurer qu'une fille est vierge.

Quelle est donc la conduite que nous devons tenir dans ces occasions? Notre ministère doit se borner à déclarer d'abord l'état des parties. Si elles sont telles qu'elles doivent être naturellement pour faire présumer la virginité, la justice exige que nous l'affirmions; car, dans ce cas, y eût-il quelque circonstance qui fût opposée à cette assertion, du moment où les apparences existent, il ne nous est pas permis d'admettre un doute dans notre rapport; voilà pourquoi Zacchias, d'après l'autorité de plusieurs jurisconsultes, dit : *Undè idcirco præsumitur* (*virginitas*) *à jure adesse, et contrarium asserenti incumbit onus probandi ;* tome 1, page 251.

Si les parties, au contraire, sont déchirées, sanglantes, nous devons déclarer que violence leur a été faite; mais, en même temps, nous sommes obligés de faire connaître que ce n'est pas une preuve assurée que cette personne ait été mise dans cet état par le commerce avec un homme, attendu que d'autres causes peuvent avoir produit le même effet. Mais si plusieurs autres circonstances viennent à l'appui pour faire présumer le coït, nous devons déclarer que cette cause est la plus vraisemblable. Notre tâche ainsi remplie, c'est aux tribunaux à en tirer telle conséquence que la justice exige.

A l'égard du viol, c'est un attentat atroce contre la vertu d'une personne du sexe, et il n'est pas de crime contre lequel la justice réclame plus vivement une sévère punition. Cette action doit causer un plus grand dérangement aux parties de la génération, à cause de la résistance qui a été opposée à l'attaque, et des débats plus ou moins longs et violens qui ont dû avoir lieu ; mais on ne peut établir une différence entre le viol et le coït volontaire, qu'autant que la visite se fait peu de temps après ; autrement les parties maltraitées n'offrent plus le dérangement extraordinaire dont nous venons de parler.

Le viol peut non-seulement occasionner des meurtrissures aux grandes lèvres, à la fourchette et à l'hymen, mais encore à plusieurs autres parties du corps, à raison des débats qui ont dû précéder. Voilà ce qu'on ne peut pas présumer d'un commerce amical.

ARTICLE III.

*De l'Impuissance dans l'un et l'autre Sexe,
et des Hermaphrodites.*

Nous entendons ici par impuissance, l'inaptitude d'un homme ou d'une femme à la génération. Cette inaptitude peut être ou absolue ou seulement relative ; j'entends par impuissance absolue celle qui procède d'un défaut radical, ou d'un vice dans les humeurs ou les organes, qui les prive absolument des qualités nécessaires pour cette fonction (1).

____

(1) L'impuissance absolue chez les femmes se nomme stérilité.

L'impuissance relative est une certaine disposition dans les parties, qui détruit ou empêche le rapport qui doit se trouver entre deux personnes de deux sexes, pour l'accomplissement de l'acte reproductif; tandis que chacune de ces personnes peut en rencontrer avec lesquelles elle engendrerait. En effet, on a vu des hommes qui ne pouvaient se procurer la progéniture avec une première femme, lesquels en ont eu avec une seconde, et réciproquement. Un homme digne de foi, me dit un jour qu'il avait connu deux époux, qui, pendant quatorze ans de mariage, n'avaient jamais pu avoir d'enfans. Le mari, voulant savoir si c'était de sa faute, s'adressa ailleurs, et de ce commerce résulta deux enfans, fruit de deux grossesses. Cet homme mourut; sa veuve, âgée de trente-six ans, se maria avec un jeune homme, et elle eut deux enfans à son tour. Voilà donc un exemple bien évident d'impuissance relative.

Les causes d'impuissance sont ou internes et cachées, ou bien externes, et à portée de la vue ou du toucher. Les premières, par cela seul qu'elles peuvent être problématiques, ne doivent pas faire le sujet de ce cours. Ceux qui voudraient s'en instruire pour tâcher de les combattre, pourront recourir aux ouvrages de plusieurs auteurs, tels que Sennert, Hoffmann, Astruc, etc.

Une perte blanche habituelle et abondante, et une perte en rouge qui se renouvellerait souvent ét avec abondance, sont regardées comme causes de stérilité; mais, s'il s'agissait d'un divorce, elles ne sont pas suffisantes pour le légitimer, tant qu'il y a quelque espoir d'y remédier. Les ulcérations de la matrice sont dans le même cas; le squirrhe de ce viscère, et encore plus le cancer, sont incontestablement des causes de stérilité, ainsi que la clôture accidentelle ou naturelle de l'orifice du vagin.

Indépendamment de ces maladies, il est des vices de conformation qui méritent d'être rangés au nombre de ces causes : telles sont une extrême étroitesse du vagin, les adhérences de ses parois, son ouverture dans un lieu qui s'opposerait à la copulation, comme par exemple dans le rectum, ce qui a été observé. Dans l'homme, les vices suivans sont regardés comme autant de causes d'impuissance : la verge très-courte, ou d'une grosseur telle que l'intromission soit impossible ; la perte des deux testicules; une grosseur du ventre si extraordinaire qu'elle s'oppose à l'approche suffisante de la femme; la situation de l'orifice de l'urètre au-dessous du gland, ce qui s'appelle hypospadias ; le frein trop court et gênant l'érection, en tirant le bout du gland en dessous, de manière à empêcher l'éjaculation directe ; un phymosis naturel qui serait assez fermé pour arrêter l'émission de la semence.

Quoique les vices naturels ou accidentels dont je viens de parler mettent ordinairement obstacle à la reproduction, il y a cependant quelques observations à faire à cet égard. L'hypospadias, par exemple, n'est pas toujours une cause d'impuissance. J'ai connu un homme, dans cette ville, qui avait l'orifice de l'urètre à la base du frein du gland : il a laissé quatre enfans qui lui ressemblent parfaitement, deux desquels ont le même vice de conformation (1).

On lit dans le Recueil périodique de la Société de Médecine (2), une observation dans laquelle il est fait mention d'un soldat qui dès sa naissance avait le canal de l'urètre ouvert au périnée. On remédia à ce défaut de conformation, parce que l'urètre était creux et seulement bouché à son extrémité par une

---

(1) *Voy*. Journ. de Méd., tom. 63, p. 107.
(2) Tom. 8.

membrane. Il y a par conséquent de ces vices auxquels on peut apporter remède. Il est vrai que cela n'est pas toujours possible.

J'ai vu un jeune homme qui, étant tombé à califourchon sur un piquet, eut le canal de l'urètre entièrement divisé au périnée. Malheureusement il attendit trop long-temps à réclamer les secours de gens expérimentés. Les deux bouts du canal s'éloignèrent l'un de l'autre; le supérieur s'oblitéra. Tel était l'état de ce jeune homme lorsqu'il vint à Paris pour y chercher une guérison qu'on n'avait pu lui procurer en province. Il s'adressa au célèbre Desault, mais inutilement : il est resté impuissant pour toute sa vie (1).

On peut détruire plus facilement la cause de l'impuissance, quand elle dépend d'un phymosis. J'ai parlé, dans la première édition de cet ouvrage, d'un homme de quarante ans, qui, marié depuis un an avec une femme de trente-deux, n'avait pu encore la

______

(1) Cet accident lui était arrivé en faisant un voyage pour aller voir une maîtresse qu'il aimait éperdument, et dont il était tendrement aimé. Cette demoiselle ayant connu la nature et les conséquences de ce malheur, n'en persista pas moins à vouloir se marier avec lui : ce qui fut exécuté; et pendant quinze ans cette union n'a jamais été troublée.

rendre féconde, ce qu'il attribuait avec raison à un phymosis tellement serré, que l'urine
ne passait qu'avec peine et comme un gros fil.
Je lui fis l'opération, et peu de temps après
sa femme devint grosse. Elle est accouchée
d'un enfant qui vit et se porte bien.

Par rapport à la perte des testicules, il faut
faire attention si ces organes ont été retran-
chés par une opération ; car, quoiqu'un
homme paraisse n'en avoir jamais eu dans
le scrotum, il ne s'ensuit pas de là qu'ils
n'existent pas ailleurs. Les testicules peuvent
ne jamais tomber dans les bourses, et rester
toujours dans le ventre ; et cela ne rend pas
un homme impuissant.

On entend par hermaphrodite un individu
qui, doué de toutes les parties de la génération des deux sexes, est capable d'exercer les
deux fonctions sexuelles ; tels sont certains
mollusques (le limaçon, par exemple, etc.),
qui, en s'accouplant, se fécondent mutuel-
lement. Suivant cette définition, on n'a jamais vu des individus humains hermaphrodites. Ceux qui ont avancé une assertion
contraire, et qui en ont donné des histoires,
se sont laissé séduire ou tromper par les
apparences extérieures. En effet, on a vu des
hommes et des femmes qui semblaient avoir

les parties externes de la génération des deux sexes ; mais un examen plus attentif a fait reconnaître qu'ils ne possédaient réellement que celles de l'un ou de l'autre, sauf quelques. productions irrégulières qui n'avaient qu'une ressemblance imparfaite avec les organes de l'autre sexe.

Il convient donc d'examiner chaque partie séparément, et de s'assurer si elles ont toutes les caractères qui leur sont propres. On saura si la verge est creuse, et on s'en convaincra en faisant uriner la personne. Si ces caractères manquent, on sera assuré que ce n'est point une verge masculine. On sait que le clitoris se prolonge quelquefois, et acquiert une grosseur qui en impose : on s'assurera que c'est cette partie qui appartient à la femme, si vers sa base ou à peu de distance au-dessous ou postérieurement, on découvre le méat urinaire ; on sera enfin très-certain que cet individu est du sexe féminin par l'introduction du doigt dans le vagin. Dans ce cas là, si, par un dernier trait de bizarrerie de la nature, l'on trouvait une espèce de scrotum, on reconnaîtra s'il contient des testicules. Une observation consignée dans le Recueil périodique de la Société de Médecine de Paris...., offre un cas bien extraordinaire :

il y est question d'un individu humain, qui avait deux testicules, un clitoris qui ressemblait à une verge masculine, une vulve, le vagin assez profond, mais sans matrice, le méat urinaire comme chez la femme. Cette personne d'ailleurs, bien conformée et d'un âge adulte, vivait, en qualité de femme mariée, avec un homme. Elle mourut à un hôpital, où elle fut disséquée. Il paraît, par la description des parties internes qu'en donne l'auteur, que cet individu n'était, à proprement parler, ni homme ni femme.

Cependant, si la verge est bien conformée, et que le bout ait un prépuce, que l'urine en sorte, et qu'on découvre les testicules ; si, de plus, on trouve que la vulve ou le conduit qui paraît un vagin, n'a pas de profondeur, et qu'il n'aboutit pas à une matrice, mais forme seulement un cul-de-sac, il n'y aura aucun doute que ce ne soit un individu mâle plutôt que femelle.

Comme dans bien des occasions nous sommes appelés pour prononcer sur le fait d'impuissance, on doit considérer les motifs qui font réclamer notre ministère. C'est assez ordinairement dans les vues du divorce, ce qui exige de notre part la plus sérieuse attention ; on ne doit rien décider que sur ce qui peut

être à portée du doigt ou de l'œil, parce que
les autres signes internes et cachés, ainsi que
nous l'avons déjà vu, sont très-obscurs, et
que notre jugement pourrait porter sur une
base trop peu solide.

ARTICLE IV.

De la Grossesse.

On convient généralement que les signes
rationnels de la grossesse sont très-incertains
et équivoques, parce que tous lui sont communs avec la suppression des menstrues, ou
avec quelques autres maladies, comme l'hydropisie de la matrice, son état convulsif, etc.
D'après cette seule espèce de signes, un médecin ne peut donc avec certitude décider si
la grossesse existe ou non, quand bien même
il pourrait compter sur la sincérité de la personne pour laquelle il serait consulté ; combien plus serait fondé son embarras, si elle
avait intention et intérêt de le tromper, soit
qu'elle voulût cacher sa grossesse, soit qu'elle
fût intéressée à y faire accroire! Il est naturel
de penser que, dans la première supposition,
elle nierait qu'elle éprouvât les signes et
symptômes affirmatifs ; et que, dans la dernière hypothèse, elle serait assez instruite et

rusée pour affirmer qu'elle les a éprouvés tous.

Un médecin a donc besoin, dans ces circonstances, de se conduire avec bien.de la prudence et de la circonspection, surtout lorsqu'il s'agit de l'honneur ou de la fortune.

Il faut cependant convenir que si les seuls signes rationnels ne suffisent pas chacun en particulier, popr décider cette question, c'est assez de leur ensemble ou de la réunion de plusieurs, pour fonder des soupçons qui approchent bien de la certitude; mais il est toujours vrai de dire que la réunion des signes rationnels avec les signes sensibles, nous est d'un grand secours pour découvrir la vérité, ou tout au moins pour justifier nos décisions à ce sujet.

On doit se rappeler qu'on voit assez souvent des femmes qui, pendant leur grossesse, n'éprouvent, avant le mouvement de l'enfant, aucun autre symptôme qui puisse la faire soupçonner, que l'augmentation de volume du ventre, les menstrues n'étant pas même supprimées. On doit faire attention à cette dernière circonstance; car il pourrait arriver qu'une personne fût visitée au moment où les règles couleraient, et qu'on se contentât de ce seul signe pour décider qu'il n'existe pas de grossesse.

Les signes rationnels de la grossesse sont :
la suppression des règles, le dégoût, le changement de la figure, les maux d'estomac, le
crachotement souvent répété, les nausées, le
vomissement, le goût dépravé, les envies plus
ou moins extraordinaires, les maux de tête,
la douleur aux dents, le rembrunissement et
le cercle plus étendu des aréoles des mamelles, le gonflement des seins, un écoulement laiteux, l'enflure du ventre; mais il
ne faut pas croire que tous ces signes se réunissent chez la même personne, car il y en a
qui, comme je l'ai dit, n'en éprouvent aucun,
et d'autres qu'un petit nombre.

Les signes sensibles sont ceux que nous dé-
couvrons principalement par le toucher, et
qui nous instruisent du mouvement de l'enfant, et de l'état ainsi que de la situation de la
matrice.

Quoiqu'il semble que cette dernière classe
de signes soit faite pour mettre la chose en
évidence, il est cependant vrai qu'ils peuvent
quelquefois tromper les gens de l'art peu expérimentés. En effet, on pourrait confondre
certains mouvemens convulsifs de la matrice
qu'éprouvent les femmes vaporeuses, ou des
vents qui se promènent dans les intestins,
avec les mouvemens de l'enfant, et prendre

les uns pour les autres. J'ai vu des femmes,
après plusieurs grossesses, avoir pris les vents
pour le remuement de l'enfant, et qui, d'après
ces prétendus signes, assuraient être grosses.
On court le même risque relativement au volume et à la situation de l'utérus; car 1°. il
peut être gonflé soit par de l'eau, soit par de
l'air, et conséquemment le museau de tanche
peut éprouver les mêmes variations que dans
une véritable grossesse; 2°. ce viscère peut
également remonter plus ou moins, suivant
qu'il est plus ou moins plein, ainsi que des-
cendre et se relâcher, suivant quelques dispositions particulières.

Par rapport au volume du ventre, on pourrait encore dire qu'on distingue la figure du
ventre d'une femme grosse, lorsque la grossesse est avancée, de celui qui serait volumineux par toute autre cause. Dans le premier
cas, le ventre se prononce en avant, et non
sur les flancs, comme cela arrive dans l'hydropisie ascite ou la tympanite. La raison en est
bien facile à apercevoir : un fluide qui remplit la cavité du bas-ventre doit en étendre
les parois en tous sens, et également dans tous
ces points, relativement à la résistance qu'ils
offrent; or, nous savons par l'anatomie, qu'à
l'exception de la partie postérieure où se

trouve la colonne vertébrale, toutes les autres parties contenantes du bas-ventre offrent à peu près une égale résistance; il faut donc que sa capacité, tant sur le devant que sur les flancs, cède également au fluide qui la remplit; mais, d'un autre côté, l'on sait aussi que la matrice, en montant du petit bassin dans le grand, suit ordinairement plus ou moins exactement la ligne qui divise verticalement le bas-ventre, et qu'indépendamment de ce que les intestins, qui restent sur le derrière, la poussent en avant, la base de l'os sacrum, conjointement avec le bas de la colonne vertébrale, l'y déterminent aussi; ce qui la rend naturellement oblique en avant; mais quelque chose que contienne la matrice, elle sera toujours poussée en avant. En effet, dans l'état de grossesse, elle est remplie d'eau dans laquelle l'enfant nage; il en sera donc de même si ce viscère est enflé par l'hydropisie.

Il n'y aurait par conséquent qu'un état d'obstruction dans quelque autre viscère qui pût nous offrir une différence aisée à saisir, parce que, pour lors, la tumeur du ventre varie, et elle offre une figure moins unie et plus ferme que la matrice dans l'état de grossesse.

Nous devons inférer de ce que je viens de dire, 1°. que rien n'est plus incertain que les signes de grossesse jusqu'après le quatrième mois; 2°. que presque toujours on a besoin d'agir avec la plus grande prudence, et après avoir combiné les signes rationnels avec les signes sensibles, pour donner une décision assurée. Ceci est d'autant plus vrai, qu'il conste de plusieurs observations, que de très-habiles accoucheurs ont commis à ce sujet de grandes erreurs. Deux femmes furent pendues à Paris en différens temps, après avoir été visitées et déclarées n'être point grosses. Après leur supplice, ayant été portées aux amphithéâtres pour la dissection, on leur trouva un enfant dans la matrice. « Quand toutes les marques » de grossesse, dit Lamotte, se trouveraient » réunies avant le quatrième mois, je n'assu- » rerais jamais qu'une femme soit grosse (1) ». C'est-à-dire, qu'il exigeait que, pour s'y décider, on eût senti les mouvemens de l'enfant.

Je ne dois cependant pas laisser ignorer un signe rationnel qui jusqu'ici ne m'a jamais trompé. Lorsqu'une femme éprouve une suppression de règles et quelques-uns des autres signes de la même classe, nous avons dit que son état est encore incertain, parce que ces signes sont communs à la grossesse et à la

---

(1) Trait. d'Acc., t. 1, p. 113.

suppression sans grossesse ; mais si, vers le troisième mois, la suppression des menstrues subsistant toujours, la femme se remet ; si les accidens disparaissent, que son appétit, sa couleur naturelle et son embonpoint se rétablissent, rien ne prouve mieux la grossesse. En effet, si la diminution de la santé, si les accidens remarqués pendant un certain temps avaient eu pour cause une simple suppression, ce dérangement devrait subsister toujours, et même augmenter puisque la cause subsiste.

S'il ne s'agissait que de satisfaire la curiosité et l'empressement d'un époux, d'une famille qui desireraient la chose, et que ni l'honneur ni la fortune n'y fussent compromis, je n'hésiterais pas à faire présumer la réalité de la grossesse, d'après le signe dont je viens de parler ; mais en justice, je n'oserais rien assurer jusqu'à ce qu'on soit généralement convaincu, par une suite d'observations, que ce signe est infaillible, comme je le crois, parce qu'il est pris dans la nature même.

Après avoir indiqué les signes de la grossesse, je crois essentiel de faire connaître les supercheries et les ruses dont on peut se servir pour nous tromper. Nous avons vu que la grossesse n'exclut pas toujours l'écoulement menstruel : ces cas sont rares, à la vérité, et généralement la présence des menstrues doit faire soupçonner que la grossesse n'existe pas. Mais il arrive quelquefois qu'empruntant un sang étranger, la femme en teint le linge, ainsi que les parties sexuelles pour en imposer; pour lors avant de décider, surtout lorsqu'il se montre quelque signe affirmatif de grossesse, on doit exiger que les parties soient lavées avec une eau tiède et rester présent à cette opération ; si enfin le cas paraît douteux quant aux signes affirmatifs, on exposera dans le rapport la raison du doute, et l'on demandera du temps pour prononcer avec certitude. On se conduira de même si la grossesse n'est pas assez avancée pour pouvoir s'en assurer.

Notre ministère serait bien peu satisfaisant, si uniquement employé à découvrir le crime, il devenait inutile pour faire éclater l'innocence. Voici un cas où il peut nous procurer cet avantage. Le vagin peut être entièrement fermé par l'hymen, ainsi que je l'ai dit en traitant de la virginité. Il arrive alors que les jeunes filles, en qui ce vice existe, sont privées de l'écoulement des règles, et il s'ensuit des maladies fâcheuses; leur ventre se tuméfie, elles pâlissent et éprouvent des accidens graves produits par le sang retenu dans le vagin ;

bientôt la calomnie exerce sa malignité, et elles passent pour être grosses : dans ce cas dont on a vu plusieurs exemples, l'officier de santé doit faire appeler les voisins et rompre la membrane en leur présence, afin de les convaincre que l'état de cette jeune fille, qui passait pour être grosse, était l'effet de cette cause, et par ce moyen on répare son honneur et sa réputation, qu'une simple erreur de la nature lui avait fait perdre.

Rapport sur une prétendue Grossesse de deux mois.

Rapporté par nous docteurs en médecine et en chirurgie soussignés, habitans des communes de ..., canton de ..., au département de Lot et Garonne, que cejourd'hui, en vertu d'une ordonnance du président du tribunal criminel dudit département, à nous notifiée par..., huissier, nous nous sommes rendus aux prisons dudit canton pour visiter la nommée..., laquelle assurait être grosse d'environ deux mois. Quoiqu'à cette époque de la grossesse, les signes en soient incertains, nous avons procédé à ladite visite, dans laquelle nous n'avons rencontré que des indices très-équivoques d'un état de grossesse ; cependant comme il serait possible que ladite... soit véritablement grosse, nous déclarons qu'il est

nécessaire d'attendre jusqu'au quatrième mois
au moins pour en décider. En foi de quoi nous
avons donné et signé notre présent rapport,
que nous déclarons avoir été fait en notre ame
et conscience. (*Ici on met le nom du lieu où il
a été écrit, la date, etc.*)

Rapport sur une Grossesse évidente.

Nous, médecins, chirurgiens, officiers de santé, ou sage-femme soussignés, habitans, etc., certifions qu'en vertu d'une ordonnance de, etc.,
nous nous sommes transportés, etc., pour visiter la nommée.... afin de constater sa grossesse,
qu'on nous a dit être au cinquième mois. En
conséquence, après un mûr examen, nous étant
assurés de la vérité des faits par tous les signes
les moins équivoques (1), nous déclarons et
affirmons que ladite... est grosse d'environ
cinq mois, ou cinq mois et demi. En foi de
quoi nous avons signé et remis le présent
rapport, que nous certifions contenir l'exacte
vérité, etc.

Rapport sur une Grossesse incertaine.

Rapporté par nous, etc., etc., qu'ayant été
mandés cejourd'hui pour visiter une fille

---

(1) On peut à volonté détailler ces signes.

qu'on soupçonnait être grosse de cinq mois ou
environ, nous nous sommes transportés dans
la maison indiquée à cet effet; d'après les
questions que nous avons faites, tant à la personne soupçonnée, dont les réponses devaient
nous paraître suspectes, qu'aux gens intéressés à connaître la vérité, il en résulte que
cette fille jouissant de la meilleure santé, parut
tout à coup perdre l'appétit; que peu de jours
après, elle fut tracassée par des vomissemens
tous les jours à son lever, et une heure ou deux
après ses repas; qu'on s'étoit cependant aperçu
que ses règles n'avaient jamais manqué de paraître; mais que son ventre avait acquis du
volume depuis quelques jours. Après ces éclaircissemens, nous avons procédé à un examen
exact, par lequel nous nous sommes aperçus
que la matrice était moins à la portée du doigt
qu'elle n'a coutume de l'être; cela joint à des
soupçons qui paraissent fondés, ne nous permet pas de décider affirmativement, si réellement cette fille est grosse ou non; mais nous
certifions avec assurance qu'elle ne l'est pas
de cinq mois, comme on le prétend; en foi de
quoi, etc.

'*Nota.* Cette fille était réellement grosse; mais
le terme où l'accouchement arriva, prouva
que lors de la visite, elle ne l'était que d'en-

viron trois mois. Quant aux prétendues règles, ce n'étoit qu'un stratagème de la fille, qui employait un sang étranger pour en teindre son linge à chaque époque.

Rapport sur une fausse Grossesse.

Nous officiers de santé, etc., ayant été mandés par.... serrurier, habitant de.... pour constater l'état de sa fille, âgée de quinze ans, d'une santé faible et souvent dérangée, nous nous y sommes transportés et avons procédé à l'examen de son état. Son ventre a paru très-volumineux; suivant le rapport de sa mère, elle n'a jamais été réglée. Elle éprouvait depuis quelque temps des douleurs de colique très-cruelles dans le bas-ventre, et son pouls était fiévreux ; son sein avait pris du volume, et l'expression du mamelon procurait la sortie d'une sérosité jaunâtre. Non contens de ces signes rationnels, nous avons eu recours au toucher, et nous avons découvert que l'entrée du vagin était fermée par une membrane assez épaisse, ce qui nous a convaincu de l'impossibilité de la grossesse, et de l'existence d'un fluide accumulé dans la matrice, lequel ne pouvait être que le sang menstruel; en conséquence nous avons appelé quelques voisines pour être témoins de la nature du mal et de la fausseté des soupçons injurieux qu'on s'était permis sur le compte de cette fille. L'incision faite à cette membrane, il en est sorti une grande quantité de sang, en partie noir, et en partie rouge, et autres matières très-fétides; en foi de quoi, etc.

ARTICLE V.

De l'*Accouchement*.

La justice réclame quelquefois notre ministère pour savoir si une personne (femme ou fille) est accouchée ou non depuis peu, ce qui suppose que cette personne a voulu cacher son accouchement. Ce crime connu sous le nom de *suppression de part*, ou *accouchement scellé*, est un des plus graves. On ne saurait donc apporter trop d'attention dans l'examen des signes qui peuvent résoudre la question soit positivement, soit négativement, puisqu'il s'agit ou de venger une malheureuse victime que l'auteur de ses jours a privée de ses droits et peut-être de la vie, ou de sauver une personne accusée injustement.

Les signes qui peuvent nous faire connaître qu'une femme est récemment accouchée, sont, chacun en particulier, aussi incertains que ceux de la grossesse, et ce n'est que de leur ensemble, ou du moins de la réunion de plusieurs, que nous pouvons nous promettre un certain degré de certitude.

La grossesse, parvenue au terme naturel, occasionne une telle extension à la peau du ventre, que non-seulement il lui faut un certain temps pour reprendre son point de solidité et de tension naturelle, mais qu'encore elle se gerce dans plusieurs points ; ces gerçures, recouvertes par l'épiderme qui résiste à l'extension, ont une couleur blanchâtre, ressemblent à d'anciennes mouchetures , et ne s'effacent jamais ; on les appelle *vergétures.* Il faut cependant noter que cela ne paraît pas chez toutes les femmes dès leur première grossesse.

Dans le cours de la grossesse, les parties naturelles se gonflent par la plus grande affluence d'humeurs qui s'y portent, et dont la circulation devient plus difficile à cause de la compression produite sur les vaisseaux par la situation et le poids de l'enfant. En second lieu, le travail de l'accouchement, le séjour de la tête au passage, et la distension forcée qu'elle cause , tant à l'orifice de la matrice qu'au vagin et aux grandes lèvres, tout cela doit augmenter le gonflement de ces parties ; aussi se passe-t-il un certain temps avant qu'elles aient repris leur état naturel; et ce n'est guère que huit ou dix jours après l'accouchement que cela peut avoir lieu.

Nous avons dit que, pendant la grossesse, les mamelles augmentaient en volume, et qu'elles séparaient quelque peu de lait; mais tout le monde sait que, deux fois vingt-quatre heures après l'accouchement, elles s'engorgent bien davantage; cependant il peut arriver que cela n'ait pas lieu, car l'on voit des femmes chez lesquelles, dans cette circonstance, le sein paraît presque comme dans l'état naturel.

Après l'accouchement viennent les lochies. D'abord, elles ne paraissent composées que de sang pur, parce qu'il surabonde sur la qualité des humeurs blanches qui y sont mêlées; mais vingt-quatre heures après elles changent sensiblement de couleur, elles pâlissent de plus en plus, et deviennent enfin blanchâtres; ces pertes ou vidanges ont une odeur spécifique que les accoucheurs et les sages-femmes distinguent aisément.

Si tout ce que nous venons d'exposer ne pouvait être que l'effet de la grossesse et de l'accouchement, la question serait bientôt décidée; mais il est avoué de tous les praticiens, qu'il n'est aucun des phénomènes dont je viens de parler qui ne puisse appartenir à quelque autre cause. En effet, on a vu la peau du ventre flasque et parsemée de vergétures chez des personnes qui avaient éprouvé une hydropisie ascite. Suivant M. Baudelocque, un embonpoint excessif peut produire les mêmes effets. On conviendra sans doute que l'inflammation et l'enflure ou engorgement des grandes lèvres peuvent être le produit de plusieurs autres causes. La perte, soit en rouge, soit en blanc, se montre souvent chez les vierges. On a vu des femmes dont le sein donnait du lait d'une grossesse à l'autre, et pendant des années entières et au-delà (1), quoiqu'elles n'eussent pas nourri. Une fille de service, obligée de faire coucher dans sa chambre un enfant qu'on voulait sevrer et qui dérangeait son repos, imagina de lui donner son sein pour apaiser ses pleurs qui l'importunaient; au bout de peu de temps, cette fille eut assez de lait pour satisfaire cet enfant. La fille d'Alençon, qui fut présentée à l'académie de chirurgie, et dont parle Baudelocque, confirme d'une manière bien authentique cette vérité.

Il est donc bien prudent, dans ces sortes de

____

(1) Je connais une femme qui, n'ayant pas eu d'enfant depuis onze ans, a encore assez de lait dans les mamelles pour pouvoir nourrir.

circonstances, d'avoir recours aux signes commémoratifs ; ainsi, on doit s'informer si la personne a eu une hydropisie, ou si elle a été ci-
devant d'un embonpoint excessif, ou bien enfin si elle a éprouvé quelque autre maladie
qui ait pu produire les dérangemens que les
parties manifestent. Si rien de tout cela n'a
eu lieu, il sera très-naturel de penser que ces
signes sont ceux d'un accouchement très-ré-
cent; mais il a été décidé par des hommes de
l'art, dont l'autorité fait loi (1), qu'après huit
ou dix jours de l'accouchement, il ne peut
paraître aucune marque suffisante pour décider si une personne est accouchée récemment; parce que, après cette époque, toutes
les parties sont ordinairement rétablies dans
leur état naturel, si l'accouchement s'est opéré
naturellement, et la perte n'a plus un caractère spécifique. .

C'est en vertu d'une décision aussi respec-
table qu'a été rendu un arrêt du parlement de
Paris; on ne doit donc pas hésiter à s'y con-
former.

Rapport sur un Accouchement récent.

Nous, chirurgiens-accoucheurs, etc. certi-

---

(1) Antoine Petit et Louis.

fions qu'en vertu de l'ordonnance, etc., nous nous sommes transportés aux prisons de cette ville, pour y visiter la nommée N...., accusée de suppression de part; en conséquence, nous avons procédé à ladite visite, d'après laquelle il résulte que les mamelles de l'accusée sont gonflées et remplies de lait; que la peau du ventre est encore flasque et relâchée, les parties naturelles tuméfiées, la fourchette nouvellement déchirée, et qu'il existe une perte d'un rouge pâle qui donne l'odeur spécifique des lochies. Ayant appris que ladite N...., n'avait eu depuis long-temps aucune maladie, nous restons convaincus qu'elle est accouchée tout au plus depuis quatre ou cinq jours. En foi de quoi, etc.

Rapport sur un Accouchement incertain.

Nous, etc. etc. nous sommes rendus aux prisons de cette ville, pour visiter la nommée N...., accusée de suppression de part. Il résulte de la recherche exacte que nous avons faite des signes caractéristiques d'un accouchement récent, qu'elle n'en présente aucun qui puisse nous autoriser à décider qu'elle est réellement accouchée, puisque, de tous ces signes, nous n'avons aperçu qu'une perte blanche, et le déchirement de la fourchette, dont la cicatrice était entièrement faite; d'où nous concluons que si l'accouchement a eu lieu, il date de plus d'un mois. En foi de quoi, etc.

ARTICLE VI.

De l'Avortement et de la viabilité des Enfans.

Il peut arriver qu'à la suite d'excès commis sur une femme grosse, l'avortement survienne. Une plainte peut être portée, à cette occasion, contre l'auteur de ce sévice, et, en conséquence, un homme de l'art être requis pour constater tant les excès que l'avortement qui peut en être la suite et l'effet.

La grossesse peut être plus ou moins avancée; il est même possible que la méchanceté engage une femme dans ce cas, à dire qu'elle est grosse, ou qu'elle l'était lorsqu'on l'a frappée, quoique cela soit faux, et qu'elle soit assez instruite pour dire qu'elle ne l'était que d'un mois, ou environ; mais aussi il peut arriver que sa déclaration soit véritable : il s'agit de décider la question, ce qui n'est pas toujours aisé, parce qu'à ce terme l'embryon est si peu de chose qu'il peut se faire que, confondu dans la perte, qui d'ailleurs pourrait bien n'être que le sang des menstrues, il échappe à nos recherches.

En effet, dans le premier mois de la grossesse, le fœtus et ses enveloppes forment seulement une masse de la grosseur d'une noix, et le fœtus lui-même n'a pas plus de trois lignes de longueur. Il est possible qu'un simple caillot de sang, s'il est d'une forme ovoïde et revêtu d'une sorte de membrane, soit pris pour le produit de la conception. J'ai été témoin de pareilles méprises, et j'avoue que j'ai eu moi-même de la peine à m'en garantir. J'ose avancer que, plus d'une fois, de semblables caillots ont été pris pour un faux germe ou une môle, tant ils présentent de solidité. Il y a cependant un moyen d'éviter l'erreur, et qui est fondé sur les connaissances que nous fournit l'anatomie et la pathologie. Les masses ou caillots dont nous parlons, sont couverts d'une pellicule assez mince, analogue aux fausses membranes qui se forment dans d'autres parties par la transsudation et la coagulation de la partie lymphatique du sang; au lieu que les germes vrais ou faux, quand la grossesse est encore peu avancée, offrent à l'extérieur un corps spongieux et assez épais, c'est-à-dire, le placenta, qui à cette époque enveloppe les membranes elles-mêmes dont le fœtus est entouré. De plus, dans ce dernier cas, on trouve toujours à l'intérieur de la masse, non pas tout-à-fait au centre, mais plus près d'une extrémité que de l'autre, une vessie remplie d'eau. C'est dans cette vessie que se voit l'embryon lorsqu'il existe, et si elle est vide, la masse est ce qu'on appelle môle ou faux germe. Il paraît au reste que les faux germes sont assez rares; car depuis quarante-cinq ans que je pratique, je n'en ai encore rencontré que deux bien caractérisés.

Une femme de cette ville, âgée de soixante-cinq ans, éprouvait depuis quelque temps des douleurs utérines; tout à coup ces douleurs devinrent expulsives et prirent le caractère de vraies douleurs de l'accouchement. Elles rendit une masse revêtue d'une membrane très-forte, et toute la masse était d'une consistance très-ferme, de la grosseur et de la figure d'un œuf de poule-d'Inde. On appela son médecin ordinaire, qui prit cela pour un faux germe; mais l'âge de cette femme, et l'application des règles que je viens de donner, ne me permettent pas de douter que ce ne fût un caillot de sang.

Dans un rapport, on doit rendre compte de ces différences; si l'on reconnaît l'existence d'un faux germe, il faut déclarer qu'il y a eu une fausse couche, mais que la grossesse n'aurait rien produit d'organisé ou vivant. On ne doit pas omettre de dire si la malade a négligé d'appeler du secours ; si elle n'a pas gardé le repos ; si au contraire elle a eu l'imprudence de se livrer à des travaux et exercices pénibles, et décider enfin, d'après ces circonstances, si l'on peut attribuer l'avortement à quelqu'une de ces causes.

Voici une autre question également importante. Une femme étant grosse d'une première grossesse, perd son mari ; il lui importe doublement de mettre au jour l'enfant qu'elle porte ; ces motifs sont la satisfaction de le posséder, et le desir de recueillir la succession de son époux : elle tombe malade, et elle est près du terme de l'accouchement. Les parens de son mari sont intéressés à savoir si l'enfant sera un avorton, ou s'il viendra au monde vivant. Des médecins et chirurgiens sont nommés pour assister à l'accouchement, afin de s'assurer de la vérité. Quels sont les signes d'après lesquels ils prononceront que l'enfant est viable, c'est-à-dire qu'il est assez formé pour pouvoir subsister hors du sein de sa mère ?

Plusieurs médecins pensent qu'il y a deux termes principaux fixés par la nature pour la grossesse, l'un à sept mois et l'autre à neuf. D'autres praticiens, et c'est le plus grand nombre, sont d'un avis différent : ils disent que tout accouchement qui a lieu entre la fin du septième et celle du neuvième mois', est un accouchement à terme. Pourquoi, en effet, voudrait-on que le fœtus eût à sept mois plus de viabilité qu'à huit ou à huit et demi? N'est-il pas évident qu'il doit, au contraire, avoir d'autant plus de vie qu'il est né plus tard.

On croit généralement que les enfans qui naissent avant le septième mois ne sont pas viables. Cependant, il y aurait encore des exceptions à faire. On a vu des enfans nés à huit mois, d'autres à six et même à cinq, qui non-seulement ont paru viables, mais qui ont vécu (1). J'ai vu naître une fille qui n'avait qu'un pied de longueur, dont la peau était d'un rouge marbré, la tête couverte d'un poil follet, les ongles mal formés, ressemblant à un petit lapin écorché. On la nourrit à la cuiller pendant huit jours, parce qu'elle ne put ni ne voulut téter pendant tout ce temps. Cependant, non-seulement elle a vécu et elle vit encore âgée de dix-sept ans, mais elle est très-aimable, fort spirituelle et d'un caractère très-enjoué. Elle est d'une taille plus que moyenne et svelte. Madame sa mère ne peut

---

(1) Paul, Amman, Montuus, L. Vallesius, Schenkius, Adr. Spigel, Moriceau.

pas se fixer sur le temps de sa grossesse; mais elle était bien persuadée qu'elle n'était pas à terme, même de sept mois; je la jugeai tout au plus de six. (Dans ma première édition, j'avais oublié de citer cette observation.)

Je suis assuré, comme de mon existence, que deux jumeaux vinrent au monde à huit mois et huit jours. L'un mourut au bout de dix jours, à cause d'aphtes qui l'empêchèrent de téter et même d'avaler. L'autre vit à ce moment et est âgé de trente-huit ans.

La femme d'un riche négociant de notre ville avait eu plusieurs enfans lorsqu'elle accoucha d'une fille très-imparfaitement formée; elle était tout-à-fait dépourvue de chevéux, n'ayant sur sa tête qu'un léger duvet ou poil follet; ses ongles n'étaient pas à demi-formés, et elle passa quelques jours sans pouvoir ni vouloir téter. La mère assura qu'elle n'était tout au plus grosse que de six mois; cependant l'enfant vécut jusqu'à l'âge de quinze ans, jouissant d'une fort bonne santé. Elle mourut pensionnaire dans un couvent, à la suite d'une maladie aiguë.

Il faut donc convenir que, plus on fait de recherches pour faciliter la solution de cette question, plus on se voit enveloppé de nuages et livré à des incertitudes. Au reste, on doit toujours craindre de n'être pas exactement informé du temps fixe de la conception; aussi je pense que ce n'est pas de là qu'on doit partir pour se décider, mais il faut se régler principalement sur l'état de la conformation de l'enfant, ainsi que sur celui de ses facultés et de ses fonctions. Cependant, lorsqu'il est possible de connaître indubitablement le temps fixe du premier moment de la grossesse, on doit y avoir égard.

Soyez donc prudens, et ne vous décidez qu'autant que vous verrez des signes essentiels et en assez grand nombre pour justifier votre décision. Voyons quels sont ceux qui peuvent nous faire connaître la non-viabilité d'un enfant né avant le terme ordinaire de la grossesse.

Supposons d'abord que la taille et la grosseur de l'enfant qu'on examine soient beaucoup au-dessous de celles d'un fœtus de neuf, ou pour le moins de sept mois; que sa peau soit rougeâtre dans toute son étendue; qu'on y observe, comme à travers un transparent, une infinité de vaisseaux bleuâtres; que les articulations soient relâchées; qu'au lieu de cheveux la tête n'offre qu'un poil follet; que les ongles ne soient pas formés; que les os du crâne ne résistent pas à une légère pression. Supposons, de plus, que cet enfant ne crie

pas, mais qu'il pousse des plaintes presque
continuelles; qu'il ne suce pas le doigt lorsqu'on le lui met dans la bouche; qu'en un
mot, il ne tette pas et ne paraisse pas vouloir
téter : si, à tous ces signes réunis, se joint encore un état morbifique du placenta, si on
apprend que la mère était malade avant ses
couches, ou qu'elle avait éprouvé quelque
accident tant au moral qu'au physique, on
peut prononcer hardiment que l'enfant n'est
pas viable et n'est qu'un avorton. Cependant,
dans le cas où il vivrait encore, il faudrait
suspendre son jugement; mais s'il meurt deux
ou trois jours après, ou bien s'il est mort
avant la visite, si d'ailleurs tous les signes
dont nous venons de parler existent, et si
ceux qui ne peuvent être alors aperçus sont
rapportés par des témoins fidèles qui aient été
à portée d'examiner l'enfant vivant, vous
pouvez également affirmer que l'enfant n'était
pas viable. Si au contraire le fœtus étant mort
après sa naissance, vous ne découvrez pas en
lui la majeure partie des signes que je viens
d'énoncer, et que vous ne puissiez pas être
informé de ceux qui se sont manifestés lorsqu'il était encore vivant; vous serez en droit
de vous prononcer pour la viabilité du fœtus;
et si enfin les signes sont trop équivoques

pour vous permettre d'assurer que l'enfant était viable ou qu'il ne l'était pas, vous devez exposer votre incertitude dans votre rapport.

Rapport qui constate l'Avortement.

Rapporté par moi, officier de santé, etc., que cejourd'hui, en vertu de, etc...., je me suis rendu chez le nommé N....., cordonnier pour homme, habitant de...., rue...., maison...., pour visiter son épouse, se disant grosse de trois mois ou environ, laquelle j'ai trouvée dans son lit. Elle m'a dit que la veille, vers les trois heures après midi, elle avait reçu plusieurs coups de pied de la part d'un homme violent et robuste; qu'elle avait appelé aussitôt son chirurgien, qui l'avait saignée, et avait ensuite ordonné d'autres remèdes dont elle usait, qu'elle s'était mise au lit, et ne l'avait pas quitté depuis ce moment; que, malgré tous ces soins, elle avait une perte de sang avec des douleurs tant aux reins qu'au bas-ventre, qui augmentaient de plus en plus. Dans le moment même elle a eu une tranchée qui a fait sortir une masse assez considérable que j'ai reconnu être l'arrière-faix, avec un embryon de deux pouces et demi de long ou environ; de plus elle avait un œil poché, avec une ecchymose qui occupait les paupières et

une partie de la région de la pommette du
côté gauche, qui doit avoir été occasionnée par un coup de poing; ce qui m'a convaincu que l'avortement dont il s'agit a été
occasionné par les excès, coups et violences
qui ont eu lieu dans cette occasion. En foi de
quoi, etc.

*Rapport sur un Avortement dont la cause est
douteuse.*

Rapporté par moi, officier de santé, etc.
que cejourd'hui, vers les trois heures après
midi, j'ai été prié de me rendre, et me suis
transporté chez..... pour visiter son épouse,
à l'effet de constater de prétendus excès qu'elle
disait avoir éprouvés. En entrant dans la
maison, j'ai rencontré ledit...., son mari, qui
avait commencé à me faire part des motifs qui
l'avaient obligé de m'appeler, lorsque tout à
coup nous avons entendu des cris douloureux
de la part de sa femme qui était dans son lit,
et auprès de laquelle nous avons été tout de
suite. Elle nous a dit qu'elle venait de rendre
un corps volumineux. En effet, c'était un
fœtus qui pouvait avoir environ quatre mois,
lequel était mort. M'étant informé de tout ce
qui avait précédé cet avortement et suivi la
rixe, j'appris qu'au lieu d'avoir appelé du

secours et de s'être mise au lit tout de suite, ou au moins d'être restée tranquille, elle avait fait une course de près d'une lieue pour aller chercher du bois d'un poids très-pesant qu'elle avait porté chez elle; que le lendemain, mal-gré quelques douleurs graves qu'elle disait éprouver aux reins, elle était encore allée à un grand quart de lieue de chez elle pour moissonner, et qu'à son arrivée elle avait été forcée de se mettre au lit où elle était, et que les douleurs de l'accouchement s'étaient dé-clarées franches vers le milieu de la nuit pré-cédente.

Il est très-probable que si cette femme avait appelé du secours et s'était tenue tranquille, elle aurait pu éviter cet avortement, d'autant plus qu'elle n'avait éprouvé qu'une impulsion qui l'avait jetée à terre en pleine rue; c'est pourquoi il me paraît douteux que l'avorte-ment ait été produit par les coups qu'elle a reçus. En foi de quoi, etc.

ARTICLE VII.

Savoir si un enfant est mort avant ou après sa naissance, et de quel genre de mort.

La question dont il s'agit dans cet article est une des plus importantes et en même temps des plus difficiles à résoudre. Une fille accouche clandestinement; l'enfant est trouvé mort; cette fille est convaincue d'en être la mère, et elle assure que cet enfant était mort avant que de naître. La justice requiert notre ministère pour décider si sa déclaration est conforme à la vérité.

La scélératesse, qui ne connaît ni frein ni obstacle lorsqu'il est question de commettre un crime pour se satisfaire, a des ressources incroyables pour parvenir à ses fins. On a vu des malheureuses qui, après avoir suivi et assouvi leur passion, se trouvant embarrassées d'un fardeau qu'elles ne pouvaient dérober aux yeux du public, ont employé des moyens plus ou moins violens afin de s'en débarrasser avant que leur grossesse rendît leur faute évidente. Les unes cherchent des ignorans, ou des gens peu délicats pour se faire saigner du pied, dans la vue de rouvrir la veine après le départ du phlébotomiste, et d'en faire couler le sang jusqu'à la syncope. Si ce moyen trompe leur espoir, elles ont recours à un émétique pris à forte dose; si cela est encore insuffisant pour exciter l'avortement, elles avalent des emménagogues des plus irritans, dont elles sont souvent les justes victimes. Cette punition est sans doute bien digne de compassion;

mais combien plus n'est-elle pas déplorable
par la perte du malheureux fruit de leur dé-
bauche. D'autres enfin, aussi scélérates et
cruelles envers le fruit qu'elles portent, mais
moins déterminées, plus timides ou plus lâ-
ches, attendent le moment de leur couche,
et se contentent, jusqu'à ce moment, de se cacher pour dérober au public la connaissance
de leur libertinage, et par plusieurs moyens
différens, elles arrachent impitoyablement la
vie à leur enfant, aussitôt qu'il a vu le jour.

Un médecin doit être instruit de tous ces
manéges, afin de rechercher et de découvrir
celui qui peut avoir été employé pour exécuter le crime exécrable dont nous parlons. Il
doit d'abord prendre toutes les informations
propres à lui faciliter cette découverte ; ensuite visiter les bras et les pieds de la mère,
afin de connaître si elle a été saignée. Quoique
la saignée remplisse rarement l'attente de celles
qui la réclament si ardemment, il peut cependant arriver, surtout chez les personnes d'une
faible complexion, que lorsqu'elle est copieuse,
elle procure l'avortement ; on s'informera si
elle a fait quelque chute, ou commis quelqu'imprudence en dansant, en affectant de
porter des fardeaux trop lourds ; si elle a pris
quelque vomitif ou usé de quelqu'autre re-

mède qu'elle ait affecté de cacher, et on fera tout son possible pour en découvrir l'espèce. Après avoir pris ces renseignemens, il faut encore examiner si la personne a eu une perte, chercher à distinguer s'il y a un embryon contenu dans quelque caillot de sang, et prendre pour cela les précautions dont nous avons déjà parlé dans l'article précédent. S'il s'agit d'un enfant caché, on examinera la femme pour tâcher de connaître si elle est véritablement accouchée. (*Voy.* article 2.)

Si l'enfant est mort, et qu'on ne l'ait pas *latité* (caché), il reste à savoir, 1°. s'il était mort avant que de naître, ou s'il n'est mort qu'après sa naissance; 2°. s'il est mort naturellement, ou par simple accident, ou par sévice.

Le Dictionnaire de Chirurgie de l'Encyclopédie méthodique, nous fournira une grande partie de ce que nous avons à dire sur cette matière; mais commençons par examiner l'expérience faite sur les poumons, qu'on a trop regardée comme décisive.

Il y a des auteurs qui assurent que si on arrache les poumons, qu'on les jette dans un seau d'eau, et qu'ils se précipitent au fond, c'est une preuve certaine que l'enfant n'a pas encore respiré, et que conséquemment il était mort avant sa sortie de la matrice; qu'il en est de même, si au lieu de se servir des poumons en entier, on se contente d'en jeter dans l'eau quelque lambeau; que si, au contraire, il surnage, cela prouve que la respiration a déjà eu lieu, et que par conséquent l'enfant est mort après sa naissance. Cette expérience est connue sous le nom de *docimasie pulmonaire.* On conçoit, en effet, que si l'air remplit les bronches, les poumons deviennent spécifiquement plus légers que l'eau, et qu'ils doivent par conséquent surnager; tandis que s'ils sont vides d'air, leur substance étant plus pesante que la quantité d'eau qu'ils déplacent, ils doivent plonger et se précipiter au fond de l'eau.

Cependant, comme il est aujourd'hui démontré, par les observations anatomiques du docteur Portal, que l'air pénètre dans le poumon droit plutôt que dans le poumon gauche, il serait possible que l'enfant vécût et respirât quelques momens après être né, par le moyen du poumon droit seulement, et l'on pourrait par conséquent se tromper, en faisant dans ce cas l'épreuve avec le poumon gauche.

Mais il importe de savoir, 1°. si l'enfant ne peut pas vivre quelques momens après sa naissance sans respirer; 2°. si les poumons ne peuvent pas contenir de l'air en assez grande quantité pour surnager dans l'eau, quoique l'enfant soit mort avant sa naissance.

Le savant professeur Meckel répond affirmativement à la première question. Il dit, avec raison, que des concrétions, des agglutinations, des glaires tenaces et collantes, peuvent boucher les narines, coller la glotte et empêcher la respiration après que l'enfant est sorti de la matrice, et que néanmoins sa vie soit entretenue encore quelque temps, au moyen du trou de Botal et du canal artériel. Il peut se faire aussi que l'enfant soit si faible en naissant, que sa poitrine se dilatant à peine, n'admette de l'air que dans le commencement des bronches, et que le poumon reste affaissé. Dans ce dernier cas, il peut arriver, que pour faire l'épreuve dont nous parlons, on prenne une portion du poumon où l'air n'ait pas pénétré, et que conséquemment il plonge quoique l'enfant ait vécu. La même chose arriverait encore, si les poumons se trouvaient gorgés de sang, puisque leur pesanteur spécifique en serait augmentée.

Quant à la seconde question, il peut arriver que l'enfant étant resté quelque temps mort dans le sein de sa mère, un commencement de putréfaction ait dégagé de l'air, lequel en

se raréfiant, aura rempli les conduits aëriens :
il faut en effet très-peu de temps après la mort
de l'enfant pour que cela ait lieu. Il peut se
faire encore que l'accoucheur ou la sage-femme
ait soufflé dans la bouche de l'enfant, afin de
le rappeler à la vie, et qu'en conséquence l'air
ait pénétré dans les poumons, quoiqu'il fût
réellement mort.

Qu'on juge, d'après ces raisons, assurément
très-plausibles, quel fond l'on peut faire sur
l'expérience de l'immersion des poumons,
donnée comme un signe immanquable et certain pour reconnaître si l'enfant a respiré ou
non. On ne doit donc l'admettre comme pro-
bante, qu'autant qu'elle est appuyée sur les
autres circonstances dont nous allons parler (1). Il faut savoir, 1°. si le fœtus a des dimensions d'un enfant à terme; 2°. si le cadavre

---

(1) Pour obtenir de la docimasie pulmonaire tous les
secours qu'on en peut tirer, il faut la faire de la manière
suivante : On coupe par tranches ou on déchire par morceaux chacun des deux poumons, et on jette séparément
dans l'eau chacun de ces morceaux. Si, les poumons
étant sains et encore frais, toutes leurs portions vont au
fond de l'eau, on en conclut que l'enfant n'a pas respiré ;
si quelque portion surnage, on forme une conclusion
contraire. Mais, je le répète, on ne doit pas s'arrêter à
ce seul signe.

est frais et exempt de toute apparence de putréfaction, qui pourrait faire croire que l'air
s'est dégagé de la substance du poumon; 3°. s'il
ne présente aucun vice de conformation capable de l'avoir empêché de vivre; 4°. si l'examen de la tête ne présente rien au-dehors ni
au-dedans, tels que des engorgemens, des extravasations, etc., qui puissent indiquer que
l'enfant a péri lors de l'accouchement; 5°. si
les poumons recouvrent en entier le péricarde,
s'ils sont pâles, et si en les taillant avec le
scalpel, ils rendent un son propre à ce viscère
lorsque la respiration a eu lieu, et qui donne
une certaine crépitation; s'ils n'enfoncent pas
dans l'eau, et que l'on soit positivement informé qu'on n'y a pas soufflé de l'air; 6°. si
les vaisseaux pulmonaires paraissent pleins
de sang, ou plus dilatés qu'ils ne le sont ordinairement chez le fœtus avant la sortie de la
matrice, ce qui prouve que la circulation
pulmonaire a commencé à se faire, surtout
lorsqu'en même temps le canal artériel est
vide; 7°. si l'abaissement du diaphragme a eu
lieu, et que la concavité qu'il présente du côté
de l'abdomen, soit diminuée; 8°. si l'on rencontre un commencement de coagulation dans
les vaisseaux ombilicaux; 9°. si la vessie est
presque vide et les intestins déchargés de la

plus grande partie du méconium (1) : lorsque ces conditions se trouvant réunies, les poumons soumis à l'épreuve indiquée, surnagent le liquide, on peut décider hardiment que l'enfant est né vivant.

Les conditions qui nous prouvent au contraire que l'enfant est mort avant sa naissance sont assez difficiles à établir. Si nous pouvions compter sur la véracité de la mère, les signes commémoratifs pourraient nous être d'une grande utilité, nous saurions par exemple si elle a éprouvé quelque chagrin long ou violent, ou quelque frayeur vive, si l'enfant ballottait dans son ventre lorsqu'elle se tournait d'un côté sur l'autre ; mais nous supposons ici qu'il s'agit de découvrir un crime soupçonné, et qu'on soit réduit pour cela à la seule inspection du cadavre de l'enfant.

Les signes que donne Meckel me paraissent

---

(1) Le méconium peut être évacué ; quoique l'enfant n'ait pas respiré et qu'il soit encore dans la matrice ; cela arrive souvent lorsqu'il présente les fesses, parce que pour lors les cuisses sont poussées fortement, pendant les douleurs, contre le ventre de l'enfant qu'elles compriment, et qui exprime cette matière. Voilà sans doute une des principales causes qui salissent les eaux de l'amnios et leur donnent une mauvaise odeur, quoique l'enfant ne soit point mort.

ou très-difficiles à reconnaître ou du moins très-problématiques. Quoiqu'ils puissent contribuer à nous faire découvrir la vérité, je pense qu'on peut y parvenir le plus souvent par des moyens beaucoup plus simples. On ne doit cependant pas les négliger, lorsqu'il est possible d'en avoir connaissance et de les apprécier.

Pour plus de clarté et de précision, nous considérerons d'abord les signes qui annoncent que l'enfant est mort avant le travail de l'accouchement, et ensuite nous rechercherons ceux qui indiquent que la mort a eu lieu pendant que la tête était retenue au passage. M. Baudelocque nous trace les premiers, en avertissant toutefois qu'on ne doit pas les regarder comme entièrement décisifs. « La mort » de l'enfant, dit ce savant accoucheur, n'est » pas l'effet d'une seule cause : quelquefois elle » est la suite des maladies dont il peut être » atteint avant sa naissance (1) ; d'autres fois, » de celles qui affectent la femme pendant sa » grossesse, ou bien d'une cause externe, comme

______

(1) Soit que la maladie dont il est question ait attaqué la mère ou l'enfant, celui-ci en éprouve toujours plus ou moins les effets, et à sa naissance il en présente quelques indices, tels qu'une grande maigreur, un aspect particulier, etc. ce que l'auteur a fort bien observé.

» d'un coup, d'une chute, etc. Lorsque l'en-
» fant périt pendant la grossesse, si la mère le
» conserve pendant quelque temps, un ballot-
» tement incommode dans le ventre, et un
» sentiment de pesanteur sur le côté où elle
» se couche, succèdent bientôt aux mouve-
» mens de l'enfant qu'elle avait accoutumé de
» ressentir; du troisième au quatrième jour,
» pour l'ordinaire, le sein se gonfle et devient
» douloureux pour s'affaisser ensuite; peu de
» temps après le visage pâlit, les yeux s'en-
» foncent et les paupières se bordent d'un cercle
» noirâtre, livide, ou comme plombé; la bouche
» devient mauvaise, la femme éprouve des
» bâillemens fréquens, des maux de tête, des
» tintemens d'oreilles, des nausées, des vomis-
» semens, des syncopes et des lassitudes spon-
» tanées; son ventre s'affaisse, et souvent une
» fièvre lente la consume sans relâche ». Mais,
suivant cet auteur, tous ces signes peuvent se
montrer à la suite de quelque accident, quoique
l'enfant vienne à terme et vivant. (*Art des accouchemens*, *tome* 1.)

Indépendamment de ces signes rationnels,
qui seraient peu utiles par les raisons déjà
données, il en est de sensibles pris de l'inspection du cadavre, qui me paraissent d'un grand
poids; savoir : si l'enfant n'est qu'un avorton

(*voyez art.* 3); si l'épiderme se détache aisément de dessus les parties, qui, avant sa sortie
hors de la matrice, n'ont pas resté un certain
temps exposées au contact de l'air extérieur (1);
si, à l'ouverture du cadavre, on trouve quelque dérangement de cause interne qui puisse
être regardé comme cause suffisante de mort;
si les poumons sont ramassés et denses, s'ils
ne recouvrent pas en entier le péricarde, ce
qui prouve que l'air ne les a pas étendus; s'ils
sont d'un rouge foncé; si le diaphragme paraît ne s'être jamais aplati, mais qu'il ait resté
constamment fort voûté; si le canal artériel,
qui établit une communication entre l'artère
pulmonaire et l'aorte, est rempli d'un sang
fluide, et qu'il soit libre et bien ouvert, ce
qui prouve que la circulation pulmonaire
n'était pas encore établie; si les vaisseaux ombilicaux et le canal veineux se trouvent af-
faissés; si la vessie urinaire est remplie d'urine

---

(1) M. Baudelocque dit, il est vrai, avoir vu des enfans
qui étaient restés long-temps morts dans la matrice sans
être putréfiés ; mais ceci doit être mis au nombre des cas
rares : *rara non sunt artis.* On sait aussi que la peau de
la partie du crâne qui se présente au passage se dénude
aisément de l'épiderme, même lorsque l'enfant survit
à l'accouchement, surtout si on a eu l'imprudence de la
pincer, comme font encore beaucoup de matrones.

et les intestins de méconium ; tous ces signes réunis prouvent indubitablement que l'enfant est mort avant de naître.

Supposons maintenant qu'il soit reconnu que l'enfant est mort après sa naissance ; il reste encore à décider s'il est mort naturellement, par simple accident, ou si c'est par l'effet de quelque violence exercée sur lui. Toutes les fois que les signes ne seront pas suffisans pour nous faire connaître le genre de mort, la justice exige que notre décision soit en faveur de la mère, *favores sunt ampliandi*. Pour parvenir à cette connaissance, on doit d'abord bien laver le corps de l'enfant, l'examiner très-attentivement dans tous les points de sa surface, mais principalement à la tête et à la poitrine, surtout vers la région du cœur, tant antérieurement que postérieurement. Il faut être prévenu que la scélératesse est ingénieuse, et qu'il n'est aucun moyen qu'elle ne suggère pour parvenir à son but. On a vu des enfans homicidés par l'acupuncture, c'est-à-dire par le moyen d'une longue aiguille enfoncée jusqu'au cœur, ou dans les gros vaisseaux qui en partent, et quelquefois à travers les sutures du crâne, pour rompre quelque vaisseau dans cette cavité et déchirer le cerveau.

On comprend bien qu'une pareille blessure

faite aux tégumens, peut aisément se dérober
à des recherches qui ne seraient pas faites
avec toute l'exactitude nécessaire, surtout si
l'on n'était pas prévenu que cela s'est quelquefois rencontré. Voilà pourquoi, lorsqu'on
ne trouve aucune trace de lésion à l'extérieur,
on doit toujours ouvrir les cavités pour mieux
s'assurer de la chose.

L'enfant peut avoir été privé de la respiration, soit qu'on l'ait étranglé, et dans ce cas
on aperçoit ordinairement les traces de la
corde ou du lien dont on s'est servi pour serrer
le cou (voyez l'article de la *suspension*); soit
qu'on l'ait simplement étouffé par des moyens
qui ne laissent à l'extérieur aucun indice de
violence : tels sont la compression de l'épiglotte avec le doigt introduit dans la bouche,
le tamponnage des narines et de la bouche
avec des linges ou de la filasse, l'occlusion de
ces cavités avec de la boue, etc. ou bien l'immersion dans l'eau (voyez l'article des *noyés*).
On pourrait encore ajouter à ces moyens la
compression de la poitrine : c'est ainsi qu'on
étouffe certains oiseaux.

Un enfant peut mourir peu de temps après
être né sans avoir été homicidé, soit parce
qu'il était avorton, soit parce qu'il était malade avant de naître, soit enfin parce que la

mère, dénuée de tout secours pendant son accouchement, aura laissé tomber l'enfant à terre d'une certaine hauteur, ou sur quelque chose de dur ou de raboteux, la tête la première; ce dernier accident doit avoir causé une contusion sur la partie frappée. Quant à une maladie antécédente, elle ne peut guère avoir eu lieu sans que la mère ait éprouvé quelque dérangement, ainsi que nous l'avons déjà remarqué; il faut donc recourir, aussitôt qu'on le pourra, aux signes anamnistiques ou commémoratifs, et s'informer si la mère a été elle-même précédemment malade.

J'ai fait tout mon possible pour ne rien omettre de ce qui peut éclaircir cette matière et décider les différentes questions contenues dans cet article; mais j'avoue que, tout bien considéré, il y a de quoi frémir lorsqu'on est obligé de les résoudre. Pour y parvenir en sûreté de conscience, on ne saurait trop réfléchir sur toutes les circonstances que présente le cas particulier qu'on est chargé d'examiner, les comparer à celles qui ont été observées dans des cas semblables, appeler à son secours les connaissances anatomiques et physiologiques; enfin, il ne faut jamais perdre de vue qu'il s'agit de punir un crime qui blesse par son atrocité et la nature et les intérêts de la so-

ciété, ou bien de conserver la vie à une inno-
cente.

*Rapport qui constate qu'un Enfant nouvellement né
n'était pas viable.*

Nous, docteurs en médecine, etc. certifions
qu'ayant été mandés par, etc. pour examiner
un enfant nouvellement né, dont la nommée....
était accouchée, afin de décider s'il était viable,
pour raison d'une succession à laquelle il était
appelé, nous nous y sommes rendus le....; on
nous a présenté un enfant dont la taille et la
grosseur était celle d'un fœtus de six mois
tout au plus; on le nourrissait à la cuiller,
parce que, nous a-t-on dit, il ne pouvait pas
téter; sa peau était rougeâtre et marbrée; les
ongles commençaient à peine à paraître; il
n'avait poussé aucun cri, et il ne faisait entendre que quelques faibles plaintes. Cet accouchement, qui avait eu lieu en peu de temps
et sans accident, paraissait avoir été déterminé
par une chute que la femme avait faite la
veille. D'après l'ensemble de tous ces signes
et circonstances, nous restons convaincus que
l'enfant n'est pas viable, et qu'il mourra sous
peu de temps. En foi de quoi, etc.

Rapport qui constate qu'un Enfant est mort avant d'être né.

Rapporté par nous, etc. qu'en vertu, etc..... nous nous sommes transportés dans la rue...., n° ...., pour visiter une femme accusée de suppression de part, laquelle nous a dit être accouchée d'une fille dans la nuit précédente, sans avoir eu le temps ni le moyen de faire appeler du secours; que les douleurs ayant fait venir l'enfant au passage, il y était resté pendant près de trois heures, quoique les douleurs aient persisté avec beaucoup de violence. Nous lui avons demandé si l'enfant remuait peu de temps avant l'accouchement; elle nous a répondu qu'elle ne l'avait pas senti remuer depuis trois jours. Nous lui avons demandé encore si elle avait eu peur ou fait quelque chute, et si elle croyait être à terme; elle a répondu qu'il y avait huit jours qu'elle était tombée sur le ventre, ce qui lui avait occasionné des douleurs et un peu de perte en rouge, qui avait cessé quelques heures après, ainsi que les douleurs, ce qui l'avait décidée à n'appeler aucun secours, et qu'elle ne croyait être grosse que de sept mois. Nous avons procédé ensuite à la visite de l'enfant, qui nous a paru être à peu près à terme, mais

l'épiderme se détachait aisément de presque
toutes les parties de son corps. Nous n'avons
pu rien découvrir au-dehors qui prouvât l'infanticide, ayant ouvert la poitrine, et tenté
la docimasie pulmonaire, nous avons observé
que les poumons tombaient au fond de l'eau,
le cordon était encore attaché à l'enfant et à
l'arrière-faix : ce dernier paraissait flétri dans
le quart de son étendue. La vessie de l'enfant
était presque pleine d'urine, et les gros intestins remplis de méconium. D'après toutes
ces observations, nous déclarons que tout annonce la mort de l'enfant dans le sein de sa
mère, que la chute qui avait précédé a été vraisemblablement la cause d'un accouchement
prématuré, quoique très-près de terme, et que
cette femme est seulement répréhensible pour
n'avoir pas appelé du secours lors de cette
chute. En foi de quoi, etc.

*Rapport qui constate la mort d'un Enfant après
sa naissance.*

Nous, etc..... nous sommes transportés dans
le village de.... pour visiter un enfant qu'on
avait trouvé mort sous un tas de pierres. Dans
l'examen que nous avons fait du dehors de
son corps, nous avons aperçu une petite plaie
sur la fontanelle antérieure (ou la partie an-

térieure et supérieure de la tête), laquelle n'avait pas plus d'une demi-ligne de diamètre. Nous avons procédé à la dilatation de cette petite plaie, en ne comprenant que la peau, et ayant vu qu'elle pénétrait jusque dans le crâne, nous l'avons ouvert avec beaucoup de précaution, et nous avons trouvé que les enveloppes du cerveau et le cerveau même avaient été pénétrés par l'instrument qui avait fait cette plaie, à la profondeur de deux pouces dans ce viscère où, dans ce point, la substance était déchirée en plusieurs sens. Il y avait environ une cuillerée de sang répandu, tant entre les enveloppes que dans le ventricule latéral gauche. Ayant ensuite fait l'ouverture de la poitrine, nous nous sommes convaincus par l'inspection des poumons et des vaisseaux contenus dans cette cavité, que l'enfant avait respiré. Ayant encore examiné l'intérieur de la bouche, nous l'avons trouvée remplie de boue, ce qui aurait pu contribuer à le suffoquer. Du reste, cet enfant paraissait bien conformé, et être né à terme depuis environ deux jours, n'y ayant aucun signe d'un accouchement pénible et laborieux. En conséquence, nous restons convaincus que cet enfant a été tué par sévice après sa naissance. En foi de quoi, etc.

Rapport qui constate la mort d'un Enfant après être né, mais où il ne paraît aucun caractère d'infanticide.

Nous, etc.... certifions que, etc..... nous nous sommes rendus dans le faubourg de la présente ville, pour visiter un enfant qui a été trouvé sous un tas de poussière dans une cave, etc. Ayant été requis par l'officier de police de visiter la nommée....., accusée d'avoir fait ses couches depuis deux jours, et l'enfant présumé en être le fruit; après nous être assurés par des signes évidens qu'en effet ladite N.... était accouchée depuis un ou deux jours, nous l'avons exhortée à nous rapporter franchement comment les choses s'étaient passées : elle nous a dit que, l'avant-veille, dans la nuit, assistée de sa mère, déjà fort avancée en âge, et qui n'avait pu lui donner qu'un très-faible secours, elle avait été prise des douleurs; que l'enfant, après être resté quatre heures au passage, était enfin sorti; qu'elle s'était alors trouvée mal jusqu'à la syncope; que sa mère ne s'était occupée qu'à la tirer de cet état, et avait négligé l'enfant qui s'était trouvé étouffé dans le lit, et que cette circonstance l'avait obligée de le faire ensevelir dans la cave. Nous avons ensuite procédé à la visite de l'enfant : il en résulte qu'il est venu à terme et qu'il est bien formé ; que nous n'avons trouvé sur son corps qu'une tumeur remplie de sang sur la partie supérieure et un peu postérieure de la tête, qui est celle qui doit se présenter au passage, dans les accouchemens naturels, laquelle tumeur se forme assez ordinairement lorsque la tête reste étroitement serrée pendant un certain temps avant de sortir ; mais nous n'avons rien aperçu qui ait pu nous faire soupçonner un sévice ; enfin toutes nos recherches n'ont pu nous convaincre qu'il y avait eu crime d'infanticide : il est donc très-possible que l'enfant ait été étouffé dans le lit, comme il a été dit. En foi de quoi, etc.

CHAPITRE II.

Des Questions qui ont rapport à la Religion.

PLUSIEURS des auteurs qui ont écrit sur la médecine légale, se sont occupés des cas qui intéressent à la fois la médecine et la religion, et où la première peut fournir quelqu'éclaircissement sur des objets qui sont spécialement

du ressort de la seconde. Zacchias s'est beaucoup étendu sur ce chapitre, mais ce qui pouvait intéresser à l'époque où il a composé son
ouvrage, serait aujourd'hui pour le moins
inutile ; plusieurs de ces matières pourraient
même prêter au ridicule : c'est pourquoi je
parlerai seulement ici de quelques cas au
sujet desquels un médecin peut être consulté.
Ces cas sont ceux où il s'agit de reconnaître,
1°. si un fait est naturel ou surnaturel ; 2°. si un
être monstrueux dont une femme est accouchée, est ou non de l'espèce humaine, ou, ce
qui est la même chose, s'il est doué d'une
ame raisonnable.

On pourrait aussi demander, et on s'est en
effet proposé cette question, à quelle époque
l'embryon bien conformé commence à être
animé. Mais les connaissances médicales ne
pouvant jeter aucun jour sur cette question
qui est fort obscure, je me contente de renvoyer à l'abrégé de l'*Embryologie Sacrée*, par
l'abbé Dinouart, édition de 1775.

ARTICLE PREMIER.

Des moyens de reconnaître si un fait est surnaturel.

Tout événement, tout phénomène qui est
conforme aux lois de la nature, est appelé

naturel; et par opposition, tout ce qui s'écarte de ces lois primordiales, est nommé *surnaturel.* Qu'un malade guérisse contre l'espoir des médecins les plus habiles, ce peut être là un fait singulier ou extraordinaire; mais si néanmoins la guérison s'opère par degrés et par le retour insensible des fonctions vitales à leur rhythme accoutumé, ce fait n'a rien qui soit évidemment contraire aux lois de la nature : c'est par conséquent un événement naturel. Mais qu'un individu, dont la mort a été bien constatée, soit rendu à la vie, qu'un autre dont la maladie s'annonce pour être très-grave et incurable, recouvre subitement la santé, et sans qu'aucun moyen y ait sensiblement contribué, voilà des faits que l'on doit appeler surnaturels.

Les faits surnaturels sont attribués ou à la puissance divine, ou à celle du démon : les premiers se nomment miracles, les seconds maléfices, possession, etc.

Voici, selon Zacchias, les conditions exigées par les théologiens, les jurisconsultes et les savans, pour qu'un fait soit regardé comme miraculeux. Il faut 1°. qu'il soit au-dessus des forces que la nature emploie ordinairement ; 2°. qu'il paraisse clairement que Dieu en a été l'auteur; 5°. que la personne dont il se sert

pour l'opérer soit recommandable par sa religion et par sa vertu; 4°. que l'on puisse s'assurer du fait par le témoignage des sens; 5°. que
ce fait extraordinaire serve par lui-même à
manifester la puissance de Dieu, à fortifier
la foi, etc.; 6°. que l'événement ait lieu d'une
manière prompte et subite.

Zacchias exige une dernière condition, qu'il
regarde comme la plus essentielle : c'est que
l'effet soit entier et complet. Voici ce qu'il entend par là. Par exemple, il suppose qu'un
mort ressuscite, et que peu après il meurre encore ; qu'un malade paraisse guéri et qu'il re-
tombe dans la même maladie : on ne doit pas
regarder cela comme un miracle. Ainsi, lorsqu'un médecin est appelé à donner son avis
sur tel ou tel fait, pour décider s'il mérite
d'être qualifié du nom de miracle, il doit se
laisser guider par les considérations que je
viens de rappeler d'une manière très-succincte.

Je donnerai ci-après un modèle de rapport
sur un fait miraculeux. Je passe actuellement
à un autre ordre de faits surnaturels, je veux
dire à ceux que l'on regarde comme l'effet de
la puissance du démon.

Il est évident que la même retenue, la même
réserve doit être apportée dans l'examen de
ces faits. Parce qu'un homme fait des choses

surprenantes, et cela sans invoquer le nom
de Dieu, il ne faut pas croire qu'il soit pos-
sédé. M. *Bergier* a fort bien exposé dans l'Encyclopédie méthodique (Dict. de Théologie),
à quels signes on peut reconnaître les véritables possédés. « De l'aveu des physiciens et
» des naturalistes les plus habiles, dit - il, une
» possession est indubitable lorsqu'on y voit
» quelques-uns des signes suivans : 1°. lorsque
» les possédés ou obsédés demeurent suspen-
» dus en l'air pendant un temps considérable,
» sans que l'art puisse y avoir aucune part ;
» 2°. lorsqu'ils parlent différentes langues sans
» les avoir jamais apprises, et répondent juste
» aux questions qu'on leur fait dans ces lan-
» gues ; 3°. lorsqu'ils révèlent ce qui se passe
» actuellement dans des lieux éloignés , sans
» que l'on puisse attribuer cette connaissance
» au hasard ; 4°. lorsqu'ils découvrent les choses
» cachées qui ne peuvent être naturellement
» connues, comme les pensées, les desirs , les
» sentimens intérieurs de certaines personnes.
» Lorsqu'une prétendue possession n'est ac-
» compagnée d'aucun de ces caractères, il est
» permis de la regarder comme fausse. » Peut-
être même parmi ces signes y en a-t-il qu'on
pourrait ne pas regarder comme caractéristiques de la possession du démon. C'est aux

progrès des sciences à nous instruire de ce qui est hors des lois de la nature, ou de ce qui est renfermé dans leurs limites.

Je me bornerai à rapporter ici l'histoire d'une maladie nerveuse, pour montrer qu'il est des choses fort extraordinaires qu'on ne doit pas cependant regarder comme surnaturelles.

Une demoiselle de dix-huit ans, grasse, un peu petite et fort sanguine, eut une suppression de règles occasionnée par l'imprudence qu'elle avait faite de marcher les pieds nus sur un pavé froid pendant qu'elles coulaient. Telle fut la cause bien évidente de sa maladie, que je vais décrire : j'omettrai pour le moment de parler du traitement, me réservant d'y revenir ensuite, afin de ne point interrompre le récit des phénomènes singuliers auxquels elle a donné lieu.

Les symptômes et accidens qui se manifestèrent durant cette maladie, changeaient tous les huit ou dix jours. Il n'est pas d'espèce de convulsions que la malade n'ait éprouvées. Tantôt c'étaient les bras seuls qui en étaient affectés, tantôt c'était le tronc qui se renversait en arrière comme dans l'opisthotonos, ou se pliait en avant comme dans l'emprosthotonos, conservant ces attitudes l'espace de sept à huit minutes , et changeant ensuite brusquement de situation : souvent la malade se roulait dans son lit comme un cylindre qu'on ferait tourner sur ses jumelles ; d'autres fois enfin, son corps, comme s'il n'eût été que d'une seule pièce , se relevait avec une rapidité et une prestesse à laquelle on ne doit pas comparer celle du meilleur sauteur ; cinq ou six personnes pouvaient à peine suffire pour l'empêcher de sortir de son lit. Il est bon d'observer que dans tous ces mouvemens et ces agitations, elle ne se heurtait jamais contre aucun corps qui pût la blesser. Voilà pour ce qui regarde les convulsions extérieures ; mais les organes internes n'en étaient pas à l'abri.

Très-ordinairement, mais non pas tous les jours, les mouvemens convulsifs ne cessaient au-dehors que pour exciter une oppression pendant laquelle le visage devenait rouge et ensuite livide ; à l'oppression succédait une toux si violente, qu'elle faisait peine à entendre : on aurait dit que la poitrine allait s'ouvrir ; cette toux durait environ dix minutes, quelquefois plus d'un quart - d'heure, et était suivie d'autres accidens. Le pouls était tantôt dur, concentré, irrégulier ; tantôt dilaté, et bien réglé dans les momens de repos. Ces attaques duraient six, huit heures, quelquefois davantage, et ne prenaient jamais que dans l'après-midi.

Telles étaient les affections physiques ou corporelles de cette jeune personne : elles ne surprendront pas sans doute les praticiens un peu anciens dans l'exercice de l'art de guérir. Mais en voici d'un autre genre, et qui paraîtront peut-être plus étonnantes. Celles-ci regardent les facultés mentales, et ce sont celles qui ont donné lieu à des opinions superstitieuses sur le compte de notre malade.

Cette demoiselle, qui était de l'ancienne noblesse, avait reçu une bonne éducation; mais son esprit n'avait rien que de fort ordinaire, et son instruction n'était pas plus étendue que celle de la plupart des femmes. On lui avait enseigné la musique, qu'elle possédait médiocrement; au rapport de son maître, elle avait une voix passable, mais une oreille peu juste. Ses qualités morales étaient excellentes : tout ceci est essentiel à savoir.

Il arrivait parfois dans ses attaques, et lorsque les convulsions tant internes qu'externes lui laissaient quelque répit, qu'elle parlait des personnes de sa connaissance en plaisantant et jamais en mal; tantôt elle le faisait en vers assez bons, ce qui était d'autant plus surprenant qu'elle ignorait les règles de la poésie;

tantôt elle leur écrivait des lettres remplies d'esprit et infiniment mieux dictées qu'elle ne l'aurait fait en parfaite santé. D'autres fois elle chantait quelque ariette, et cela avec beaucoup de goût et des accens mélodieux. Un jour je me trouvai auprès d'elle, lorsque son maître de musique vint la voir. Elle se mit alors à chanter un morceau avec une perfection si rare, que le maître en resta stupéfait. Cependant, par intervalle, les convulsions survenaient et interrompaient son chant; mais aussitôt qu'elles étaient passées, elle reprenait la suite du morceau, et, suivant la remarque de son maître, elle ne répétait jamais la note qu'elle avait déjà chantée, mais recommençait à celle qui la suivait immédiatement, pour continuer jusqu'à une nouvelle attaque de convulsion ou de toux.

Pour peu qu'on réfléchisse sur la série des phénomènes qui viennent d'être rapportés, on sera forcé de convenir qu'ils présentaient dans leur ensemble quelque chose de fort extraordinaire, et que si la cause n'en avait pas été si manifeste, on aurait été tenté de les regarder comme surnaturels. Mais ce qui prouve encore mieux qu'il n'y avait rien que de naturel dans cette maladie, c'est que je parvins à faire cesser les attaques à volonté par un moyen bien simple : ce moyen était la saignée du pied.

Dans le commencement de la maladie cette saignée avait été mise en usage, mais sans succès; ce fut seulement dans la suite qu'elle produisit l'effet dont je parle. On observera que les attaques se prolongeaient si fort, qu'il paraissait à craindre qu'elles ne devinssent continues, ce qui, joint à l'inutilité de mille remèdes employés, me força tous les jours à pratiquer cette saignée. Celle du bras était sans effet, mais une demi-coque d'œuf, ou deux onces et même moins de sang tiré de la veine saphène, suffisait pour faire cesser cet état, et dans le moment la malade revenait à elle, et saluait la compagnie d'un air gai et comme si elle se réveillait d'un sommeil ordinaire. Enfin, elle fut saignée au-delà de cent fois, et la dernière saignée donna un sang aussi consistant que la première.

Depuis sa maladie, cette demoiselle s'est mariée; elle a eu trois enfans, elle vit, se porte au mieux, et jouit d'un embonpoint qui témoigne une bonne santé.

Dans le cas que je viens de rapporter, la cause du dérangement nerveux est externe et bien évidente. Les mêmes effets peuvent être produits par certaines causes morales également connues, comme le chagrin, la colère, une trop grande sensibilité du genre nerveux; on doit donc s'informer de toutes ces circonstances avant de décider la question dont il s'agit ici.

Je terminerai cet article par le modèle de rapport que je vous ai promis sur les miracles : il est extrait des principes de jurisprudence sur les rapports et visites, ouvrage de Prevôt, jurisconsulte, dont j'ai déjà eu occasion de parler.

Rapport sur un fait miraculeux.

Nous soussignés, docteurs régens de la faculté de médecine en l'université de Paris, certifions à qui il appartiendra, qu'ayant examiné avec attention, à diverses reprises et en divers temps, le nommé N...., natif de...., âgé de...., nous l'avons toujours trouvé agité de convulsions terribles, brisant et cassant les liens dont il était enchaîné, quelque forts qu'ils fussent; nous l'avons interrogé en différentes langues, et il nous a répondu. Nous l'avons vu suspendu en l'air quelques minutes et à différentes fois, etc. Les remèdes administrés, et quelque actifs qu'ils fussent, n'ont pu procurer aucun effet, en sorte que nous croyons qu'il y a quelque chose de surnaturel et hors de la voie ordinaire, c'est pourquoi nous jugeons qu'on doit avoir recours à M. l'Evêque ou à ses grands-vicaires ou official, afin qu'ils ordonnent ce qu'il convient en pareil cas ; et avons signé, etc.

ARTICLE II.

Des Monstres par rapport au Baptéme.

Parmi les produits monstrueux de la conception, il peut s'en trouver qui laissent quelque doute sur la nature à laquelle ils doivent être rapportés : une femme, par exemple, peut accoucher d'un être qui participe tout en même temps, par les formes extérieures, de l'homme et de la brute ; et dans ce cas les médecins peuvent être consultés pour savoir si cet être est ou non de l'espèce humaine. Cette question intéresse non-seulement la religion, puisqu'on ne peut conférer le baptême à un être qui ne serait pas doué d'une ame semblable à la nôtre ; mais elle tient aussi aux questions de droit ; car la naissance d'un fœtus monstrueux qui serait reconnu pour n'être pas de l'espèce humaine, ne changerait rien aux dispositions d'un testament antérieur, tandis que celle d'un enfant ordinaire pourrait les faire annuler.

Les anciens auteurs ont longuement disserté sur cette matière; mais si on l'envisage à l'aide des lumières de la saine raison, on verra qu'elle n'est pas aussi embarrassante et aussi obscure qu'on l'avait pensé.

En effet, il importe peu de savoir si une femme peut avoir commerce avec un individu mâle d'une espèce d'animal quelconque, et si de ce commerce il peut résulter un nouvel être : ces suppositions, qui effraient l'imagination et font frémir d'horreur par l'idée d'un crime aussi infâme, sont tout-à-fait inutiles à notre objet.

De deux choses l'une : ou l'être monstrueux dont une femme est accouchée conserve, malgré sa difformité, les traits caractéristiques de l'espèce humaine, ou il n'en présente aucun. Dans le premier cas, on ne doit élever aucun doute sur sa nature; cet être doit jouir de tous les priviléges accordés par la société et la religion à tout être humain ; il est apte à succéder, et à recevoir le baptême. Dans le second, la question se divise: sous le rapport de l'état social, l'être monstrueux dont il s'agit doit en être privé; mais sous le rapport de la religion, l'opinion des théologiens est qu'on doit le baptiser sous condition en disant: *Si tu es homo, etc.* Au reste, il n'est pas encore bien prouvé que ce dernier cas se soit jamais rencontré.

Une autre difficulté peut s'élever au sujet du nombre des enfans provenant d'un même accouchement, car on sait qu'il existe des monstres qui ont plusieurs parties doubles. Si ce monstre consiste en deux corps réunis ayant deux têtes vivantes, le baptême doit être donné séparément à chacun d'eux. J'ai, en effet, lu quelque part, qu'une femme était accouchée de deux filles bien conformées, attachées l'une à l'autre par la poitrine. Elles vécurent quelque temps, et la mère les nourrit elle-même. Mais l'une étant morte, l'autre lui survécut de quelques jours. Elles avaient donc une existence indépendante l'une de l'autre, et l'on doit croire qu'elles avaient chacune une ame.

Si d'ailleurs il restait des doutes sur le nombre des individus, on donnerait séparément le baptême aux parties qui semblent appartenir à des individus distincts, avec la restriction accoutumée.

CHAPITRE III.

Questions relatives à divers sujets.

J'AI cru devoir réunir dans un même chapitre plusieurs questions qui, sans avoir entre

elles beaucoup d'analogie, se rapprochent cependant à quelques égards. Ces questions sont
celles où il s'agit de décider, 1°. si une personne a été empoisonnée; 2°. laquelle, de
plusieurs personnes trouvées mortes par l'action d'une même cause, a succombé la première; 3°. si une personne trouvée pendue l'a
été avant ou après la mort; 4°. si quelqu'un
s'est pendu lui-même, ou l'a été par autrui ;
5°. si une personne qu'on a retirée morte de
l'eau y avait été jetée vivante; 6°. quels sont
les signes du méphytisme, du coup de sang,
de l'apoplexie ; 7°. quels sont ceux auquels on
peut reconnaître qu'une personne a été frappée de la foudre; 8°. quels sont ceux enfin
qui caractérisent les combustions humaines.
Toutes ces questions se rapportent en définitif
à la mort violente : nous n'y comprenons pas
les blessures ; elles doivent être traitées à part.

ARTICLE PREMIER.

De l'Empoisonnement.

Il y a des signes communs à toutes les espèces d'empoisonnemens ; il y en a aussi de
particuliers, les premiers sont : des anxiétés ,
des coliques plus ou moins vives ; des crampes
d'estomac, des nausées, des vomissemens, des

angoisses, des mouvemens convulsifs, un pouls serré, une certaine gêne dans la respiration, le refroidissement des extrémités, une sueur froide.... Mais tous ces symptômes pris isolément sont équivoques; leur réunion n'est même pas une preuve constante d'empoisonnement. Le soupçon qu'ils peuvent faire naître acquiert une certaine force, si ces symptômes sont survenus subitement, et surtout à la suite d'un repas, ou après que la personne a bu ou mangé quelque chose de suspect : cependant il faut bien se garder de prononcer sans un plus ample examen. J'ai, en effet, rencontré des cas d'indigestion où les accidens que je viens d'énoncer se rencontraient tous, ou presque tous. Il faut donc avoir recours aux signes particuliers dont je parlerai après avoir établi la distinction des différentes classes de poisons.

Il faut aussi avoir égard à plusieurs circonstances; savoir, à la nature des substances ingérées dans l'estomac, à celle des matières vomies, au caractère que présentent les liquides trouvés après la mort, soit dans l'estomac, soit dans la première portion du tube intestinal, aux lésions que présente le cadavre, aux maladies qui ont précédé, etc. Je reviendrai sur tous ces points dans l'examen de chaque espèce de poison ; et, afin de faciliter les recherches qu'il est à propos de faire pour reconnaître la substance vénéneuse, j'établirai leurs caractères physiques et chimiques.

On a coutume de diviser les poisons, en poisons minéraux, végétaux et animaux ; cette division, toute imparfaite qu'elle est, doit être adoptée à défaut d'une meilleure.

§. I. *Des Poisons minéraux.*

Les poisons que fournit le règne minéral sont les plus nombreux ; ce sont aussi ceux qui produisent les désordres les plus prompts, et qui laissent des traces plus profondes de leur action. Ils sont enfin plus faciles à découvrir, soit dans les breuvages où ils ont été introduits, soit dans les voies digestives, parce que ce sont les seuls qu'on puisse reconnaître à l'aide des procédés chimiques.

La plupart de ces poisons sont fournis par les substances métalliques ; tels sont l'*arsenic* et ses dérivés ; les sels mercuriels, et particulièrement le *sublimé corrosif*, les sels cuivreux, etc. D'autres appartiennent à la classe des acides, comme l'*acide nitrique* et l'*acide sulfurique* très-concentrés. On pourrait également en trouver dans les alkalis ; mais ces substances ayant une saveur très-désagréable et une action assez lente, ce ne sont pas celles qu'on choisirait pour empoisonner, et l'empoisonnement auquel elles donnent lieu ne peut arriver que par accident.

Non-seulement ces poisons, qu'on nomme *corrosifs*, excitent à un très-haut degré les accidens dont j'ai fait plus haut l'énumération, mais de plus ils occasionnent une ardeur vive à l'estomac, souvent un vomissement de sang, quelquefois un froid glacial qui se répand sur tout le corps, le ris sardonique, et une éruption milliaire (1). Au reste, il ne faut pas croire que tous les symptômes dont je viens de parler et ceux dont j'ai fait mention précédemment, se trouvent réunis sur une même personne. Les dispositions individuelles, la plus ou moins grande sensibilité du sujet, les différens points de l'œsophage, de l'estomac, ou des intestins, qui se sont trouvés en contact avec la substance vénéneuse; tout cela apporte des différences remarquables entre les divers cas d'empoisonnement.

---

(1) Ce dernier symptôme a été donné par Sallin, comme particulier à l'arsenic. Cependant M. Desgranges l'a observé sur des personnes empoisonnées par les acides sulfurique et nitrique. (*Rec. périod. de la Soc. de Méd.*, tome 6, page 3.)

Tels sont les accidens auxquels donnent lieu les poisons corrosifs pris intérieurement; mais il y en a qui, appliqués seulement à l'extérieur, peuvent devenir très-dangereux et même mortels, comme sont entre autres l'arsenic et le muriate de mercure sublimé.

J'ai vu une femme âgée de cinquante-six ans, d'une assez bonne santé, mais d'une constitution délicate et très-irritable, qui, ayant eu l'imprudence de se laver le corps avec une dissolution d'arsenic par ébullition dans l'eau commune, pour guérir une gale dont elle était attaquée depuis quelque temps, et qui avait résisté aux moyens ordinaires, devint prodigieusement enflée, et fut couverte d'un érysipèle général : elle éprouva pendant plusieurs jours un feu qui la dévorait. Sa gale se dissipa à la vérité, mais cette malheureuse femme traîna une vie languissante pendant deux ans, au bout desquels elle mourut, ayant toujours conservé un tremblement dans tous ses membres.

Des trochisques escarotiques où entraient le sublimé et l'arsenic, furent appliqués dans un ulcère sur une callosité qu'on voulait détruire; le malade fut bientôt en proie à une fièvre ardente, avec un délire frénétique; il en sortit pourtant, mais après avoir beaucoup souffert d'une soif inextinguible pendant plusieurs jours (1).

Voyons les ravages que causent les poisons de cette classe sur les parties internes qu'ils touchent.

De l'Arsenic.

Parmi les poisons corrosifs, ceux qui sont avalés sous forme sèche doivent agir plus lentement que ceux qui le sont sous forme fluide, et plus tôt ou plus tard, suivant qu'ils adhèrent plus ou moins promptement aux parties, ou bien, enfin, suivant qu'ils se dissolvent plus ou moins aisément dans l'estomac, et selon le degré de sensibilité de la personne. Voilà sans doute les sources et la cause des variétés que les observations présentent à cet égard. Rappelons, à ce sujet, une observation remarquable et même surprenante, fournie

____

(1) *Voyez* un Mémoire, par M. Pibrac, sur l'effet du sublimé employé extérieurement, parmi ceux de l'Académie de Chirurgie, t. XI ou XII, édit. in-12. Je puis cependant assurer que j'ai employé dans nombre d'occasions ces mêmes moyens pour détruire des boutons chancreux au grand coin de l'œil, aux joues, à l'entrée des narines, et dans plusieurs autres parties, et que jamais je ne leur ai vu produire le moindre accident; j'en ai au contraire obtenu de très-grands avantages.

par M. Laborde, médecin au Mas d'Agenois, laquelle est insérée dans le Journal de Médecine, tome 70, page 89.

Une jeune fille, voulant s'empoisonner, se procura un morceau d'arsenic, elle commença par y mordre; mais ne pouvant en détacher avec les dents autant qu'elle l'aurait desiré, elle l'écrasa sans doute grossièrement, elle en mit dans un verre avec de l'eau, et l'avala. C'était le matin, et elle passa toute la journée sans grands mal-aises. Les personnes de la maison s'aperçurent qu'elle était incommodée, et la sollicitèrent de l'avouer; mais, en leur disant qu'elle n'avait besoin que de repos, elle les pria de la laisser tranquille. A six heures du soir, M. Laborde fut appelé; il s'y rendit, et la trouva sans fièvre. A huit heures elle commença à exprimer des souffrances, et se plaignit de douleurs d'estomac. Vers onze heures de la nuit, elle affecta une tranquillité plus grande que jamais, et témoigna la plus forte envie de dormir. Enfin, à trois heures du matin, elle se mit sur son séant dans le lit, se plaignit un peu de l'estomac, et expira sans la moindre agonie.

Un fait aussi surprenant semble autoriser quelques doutes; mais quoique je ne connaisse pas personnellement M. Laborde, la bonne réputation dont il jouit à tous égards, ne me laisse aucune incertitude sur sa véracité et sur sa probité. Si le témoignage que je lui rends ne suffisait pas encore, qu'on fasse attention qu'il cite deux officiers de santé, et que tous les habitans de cette ville furent témoins.

On dira peut-être qu'on aurait pu se tromper sur l'espèce de poison, mais qu'on considère, 1°. que cette fille mourut; 2°. qu'elle vomit plusieurs fragmens d'arsenic, et qu'on en trouva beaucoup dans sa poche; 3°. enfin, qu'avant de mourir elle avoua le fait.

On observa dans son estomac des vaisseaux très-gorgés, des caillots de sang dans un repli près du *cardia;* des escarres aux lèvres, dans la bouche et l'œsophage; des taches livides autour du cou, de la bouche et sur le sein.

Cette observation est d'autant plus intéressante, qu'indépendamment des phénomènes extraordinaires qu'elle présente, elle doit prouver la nécessité ou l'utilité de l'ouverture des cadavres des personnes mortes d'une manière extraordinaire, quoiqu'on n'ait aperçu avant la mort aucun signe de poison. Il faut donc conclure, avec le célèbre Mead, et ainsi que je l'ai déjà dit, que le même poison peut varier dans ses effets, *sic illa ipsa (venena)*, dit cet auteur, *quamvis ex eodem desumpta ge-*

nere, ita tamen efficaciâ et agendi potentiâ differre possunt, ut varios omnino, imò et prorsùs dissimiles effectus exerant (1).

Je serais tenté de croire que cette fille était instruite que, pour mourir avec moins de douleur, il convenait de prendre un fort narcotique, et qu'elle l'avait réellement fait ; car la mort tranquille qui termina sa vie, et la prière qu'elle ne cessait de faire pour qu'on la laissât dormir ; toutes ces circonstances, jointes à l'apparition des sugillations ou taches livides qui parurent sur la peau, me le persuadent. Comment se peut-il que le désordre causé par l'arsenic, tant dans l'estomac qu'à la bouche, etc. ait pu être supporté par cette fille, sans exprimer les douleurs ordinaires, si un narcotique n'eût éteint sa sensibilité ?

Sallin, savant médecin de Paris, et médecin du roi au Châtelet, par conséquent très-versé dans la médecine légale, dit : « L'arsenic, pris » à médiocre dose, enflamme les membranes » de l'estomac et excite une éruption à la » peau ; pris à plus forte dose, il le gangrène ; » sous forme sèche, il cautérise, il perfore ce » viscère (2). »

—————

(1) *Examen venenorum.*

(2) Journal de Médec., tome 53, page 15 ; ou Recueil de la Société de Médecine, tome 7, page 352.

Je puis ajouter, d'après d'autres observations, qu'il enlève le velouté de l'estomac et le réduit en pâte d'une couleur brune ou plus ou moins rougeâtre.

Mais indiquons ici les caractères spécifiques de l'arsenic et des préparations arsenicales, afin qu'on puisse les reconnaître quelque part où elles se trouvent.

L'arsenic du commerce (acide arsenieux des chimistes modernes) se distingue de toutes les autres substances par les caractères suivans :

1°. Il est blanc comme du sucre, et lui ressemble surtout lorsqu'il est réduit en poudre, mais il est spécifiquement plus pesant que cette substance ;

2°. Brûlé sur des charbons, il exhale une odeur d'ail et une fumée blanche ;

3°. Une lame de cuivre exposée à cette fumée, devient noire ou d'un blanc sale ;

4°. En dissolvant la poudre d'arsenic dans l'eau distillée (il faut quatre-vingts parties d'eau froide pour en dissoudre une d'arsenic), et en versant dans la dissolution quelques gouttes d'une eau chargée de sulfure alkalin (foie de soufre alkalin), il se forme un précipité jaune ;

5°. Si l'on dissout l'arsenic dans l'acide mu

riatique (esprit de sel), et qu'on y ajoute un peu de prussiate de potasse, il se fait un précipité vert et jaune mélangé;

6°. Enfin, si l'on mêle l'arsenic en poudre avec de l'eau de chaux, le mélange prend aussitôt une couleur noire.

Parmi les préparations arsenicales, il faut remarquer celles qui suivent :

1°. *Le sulfure d'arsenic* jaune ou rouge, connu sous les noms d'orpin, d'orpiment, de réalgar; on le reconnaît à l'aide des procédés que je vais décrire. On fait digérer la poudre jaune ou rouge dans l'acide muriatique, en y ajoutant un peu d'acide nitrique (esprit de nitre); on filtre : il reste sur l'étamine une poudre d'un jaune pâle qui doit être du soufre. On précipite ensuite l'arsenic sous forme métallique, en ajoutant au mélange un peu d'alkool (esprit-de-vin) et du zinc. On obtient alors une poudre grise, qui, mise sur les charbons ardens, répand une odeur d'ail, etc.

2°. *L'acide arsenique* (acide arsenical). On a deux moyens de le reconnaître. Le premier consiste à le neutraliser en le combinant avec la potasse ou une autre base salifiable. Il en résulte un sel qui, mis sur les charbons ardens, exhale l'odeur caractéristique. Dans l'autre procédé, on traite cet acide avec le soufre, et on en forme un sulfate d'arsenic. On précipite alors le métal à l'aide d'un alkali, et on le soumet aux épreuves indiquées ci-dessus.

3°. *L'arseniate de soude* et *l'arseniate de potasse;* ils sont très-solubles et même déliquescens; la chaux les décompose, ainsi que l'acide sulfurique. Ces sels ne sont pas très-vénéneux : le premier est même employé comme médicament; mais à trop haute dose, il peut occasionner des accidens.

Du Muriate de Mercure suroxigéné (sublimé corrosif), *et autres préparations mercurielles.*

Le muriate de mercure corrosif en dissolution dans l'eau distillée, est un remède assez connu, et peut-être trop employé contre les maladies vénériennes; car il peut devenir un poison violent et plus ou moins prompt dans son action, si son usage n'est pas dirigé par une personne prudente et qui ait égard à la délicatesse des tempéramens. Voici ce que dit encore Sallin sur les symptômes que détermine ce poison :

« Le sublimé corrosif, pris à petite dose » occasionne souvent des maux d'estomac, » des angoisses accompagnées de palpitations. » A plus forte dose, continué, il excite une

» toux sèche, quinteuse, et souvent suivie de
» tubercules, des fièvres lentes qui condui-
» sent insensiblement les malades au tom-
» beau.... En l'augmentant, on le rend caus-
» tique; alors les angoisses, les palpitations,
» les douleurs obscures, tous les signes enfin
» de la cardialgie prennent un degré d'inten-
» sité qui fait périr promptement les malades.
» A plus forte dose, il gangrène l'estomac ;
» mais il ne perfore point ce viscère et n'en-
» flamme point la totalité des membranes,
» comme fait l'arsenic, qui porte son action
» sur toute l'étendue de ce viscère, sur la
» bouche et le long de l'œsophage, et qui
» excite une éruption à la peau (1). »

Quoique les effets que produit l'arsenic
soient, à certains égards, assez analogues à
ceux du sublimé corrosif, cependant vous
voyez que, suivant Sallin, il y a quelques différences notables, en ce que le sublimé, ou
muriate de mercure corrosif, ne perfore pas
l'estomac.

---

(1) J'avoue que je ne comprends pas comment le sublimé, si soluble, n'enflamme pas toute l'étendue de
l'estomac, etc. et que l'arsenic produise cet effet. Cette
assertion n'est-elle pas le fruit d'un trop petit nombre
d'observations ?

Voici, ce me semble, la cause de cette différence particulière; il est rare qu'on fasse fondre l'arsenic pour l'avaler, parce qu'il est très-peu dissoluble dans l'eau froide; on le mêle plutôt en poudre parmi les alimens; mais le muriate de mercure corrosif se dissolvant facilement dans l'eau, on le prend en boisson. Or, il paraît raisonnable de penser que si l'arsenic perce l'estomac, c'est lorsque quelque fragment ou molécule se niche dans un des replis de la membrane interne de ce viscère et y séjourne assez de temps pour y produire une rupture; au lieu que le sublimé, se dissolvant dans l'estomac et se mêlant avec les substances qui s'y trouvent, en est affaibli, et n'a pas le temps de percer les membranes. C'est aussi par la même raison que la bouche et l'œsophage ne sont pas maléficiés par la dissolution du sublimé, pourvu que la dissolution ne soit pas excessivement forte. Mais il n'arrive pas toujours aussi que l'œsophage et la bouche soient intéressés par l'arsenic, ainsi qu'il conste d'une observation de Sallin même, extraite du *Prima Mensis,* de 14 juin et juillet 1782. Cela doit être, si l'on boit beaucoup après avoir avalé l'arsenic; ce qui balaie les parties et entraîne tous les fragmens dans l'estomac.

Les moyens de reconnaître la présence du muriate de mercure suroxigéné (sublimé corrosif) sont les suivans :

1°. Ce sel cristallise en petites aiguilles qui ont la forme de poignards ;

2°. Exposé au feu, il répand une fumée épaisse, blanche, inodore, et qui excite la toux ;

3°. Une lame de cuivre exposée à cette fumée ou plongée dans la dissolution de ce sel, blanchit aussitôt ;

4°. Le muriate sublimé a un goût styptique et une saveur métallique très-désagréable ;

5°. L'eau de chaux le précipite de sa dissolution sous la forme d'une poudre jaune-citron ;

6°. La potasse, ajoutée à la même dissolution, donne un précipité de couleur jaune orangé ;

7°. L'ammoniaque, un précipité blanc qui devient ardoisé ;

8°. Le sulfure de potasse, un précipité noir.

Quoique les autres préparations mercurielles soient beaucoup moins vénéneuses que le sublimé corrosif, il y en a cependant plusieurs qui doivent être aussi regardées comme de véritables poisons. Ce sont particulièrement les oxides connus sous les noms de *précipité per se*, et de *précipité rouge*. On les re-

connaît facilement en les faisant dissoudre
dans l'acide nitrique, et en plongeant dans
cette dissolution une lame de cuivre bien dé-
capée, car le mercure se précipite sur-le-
champ à sa surface et lui donne un brillant
argenté. On peut aussi verser tour à tour dans
la dissolution, du carbonate de soude (alkali
fixe minéral) et du prussiate de potasse : le
premier donne un précipité couleur de bri-
que, le second un précipité blanc et jaune,
mélangé de taches vertes.

Des Acides minéraux très-concentrés.

Les acides nitrique, sulfurique, muriatique, produisent des escarres depuis la bouche
jusqu'à l'estomac, dans le moment même où
ils sont avalés. Le velouté de l'estomac se détache par plaques et se réduit en une pâte
noirâtre ou brune, souvent il se trouve per-
foré. Lorsque l'empoisonnement est produit
par l'acide nitrique, les parties corrodées sont
d'une couleur jaune ; elles sont tout-à-fait
noires lorsque c'est par l'acide sulfurique; enfin elles sont blanchâtres et moins altérées,
quand c'est par l'acide muriatique.

Il est presque impossible, lorsque l'empoisonnement a eu lieu par un des acides minéraux que je viens de citer, que cet acide se

trouve après la mort dans l'estomac, parce qu'il se combine sur-le-champ avec les matières qui y sont contenues et avec les tissus dont cet organe est composé. Mais s'il était question de savoir si une partie de la liqueur qui a été avalée contient un de ces acides, on y parviendrait facilement par les procédés que voici :

1°. On étendrait la liqueur dans une certaine quantité d'eau, et l'on s'assurerait par la dégustation si elle est réellement acide ;

2°. On verserait dans une portion de cette liqueur du muriate de baryte, et s'il s'y formait un précipité blanc, on en conclurait qu'elle contient de l'acide sulfurique.

3°. On ajouterait dans une autre portion un peu de nitrate d'argent, et s'il y avait un précipité argenté, ce serait une preuve que la liqueur contient de l'acide muriatique.

4°. Enfin, si dans les deux expériences précédentes on n'avait pas obtenu de précipité, on aurait lieu de soupçonner que l'acide que l'on cherche est l'acide nitrique ; mais on s'en assurerait positivement en ajoutant, dans une troisième portion de la liqueur, de la limaille de fer, et en la faisant chauffer ; il se dégagerait aussitôt des vapeurs rouges d'une odeur très-pénétrante.

*De la Litharge ou Oxide de plomb demi-vitreux,
et de l'Acétate de plomb ou Sucre de Saturne.*

L'oxide de plomb demi-vitreux (litharge
d'or) occasionne des adstrictions qui sont
suivies d'engorgemens et de crispations aux
vaisseaux de l'estomac et des intestins. Suivant Dioscoride, Aëce et Avicenne, il enflamme, ulcère et déchire même les parties,
sans y occasionner des escarres sensibles ; il
resserre aussi les orifices du canal cholédoque
et des vaisseaux lactés, d'où résultent l'ictère
et l'amaigrissement.

On sait que certains marchands de vin se
servent de cet oxide pour corriger les vins
qui commencent à s'aigrir. Il se forme alors,
par la combinaison de la litharge avec le vin
aigre, un sel connu sous le nom d'acétate de
plomb ou de sucre de Saturne, sel qui est très-
dangereux, et agit à la manière d'un poison
lent. Il détermine à la longue les coliques et
autres accidens dont nous allons parler.

C'est encore aux préparations de plomb
qu'on doit attribuer la maladie à laquelle sont
sujets les peintres, les plombiers, et tous les
ouvriers qui travaillent le plomb, et dont les
symptômes sont, la constipation, les douleurs violentes de l'estomac et du bas-ventre,

la cardialgie, la suppression des urines, le vomissement, la contraction ou crampe des pieds et des mains, les convulsions, l'engourdissement, la paralysie des membres, l'atrophie, la fièvre lente. Il ne faut pas oublier que tous ces symptômes ne se trouvent pas toujours réunis dans le même sujet, mais pour l'ordinaire ils paraissent dans le cours de la maladie, suivant l'ordre que je viens d'indiquer.

Les coliques sont de tous les symptômes celui qui s'observe le plus ordinairement. On ne les confondra pas avec celles qui sont occasionnées par toute autre cause, si l'on fait attention à un signe qui les accompagne constamment : c'est la rétraction du ventre qui est telle, que souvent la paroi antérieure de l'abdomen semble toucher la colonne vertébrale.

Quant aux moyens de reconnaître les préparations de plomb ou les liquides qui en contiennent, voici quels sont ceux que la chimie nous fournit.

Le sucre de Saturne et tous les sels dont le plomb fait la base, sont d'un blanc sale et ont une saveur sucrée et un peu styptique. Dissous dans l'eau distillée, ils donnent les précipités suivans : 1°. par le muriate de soude, un précipité blanc; 2°. par le sulfate de potasse, une couleur noire; 3°. par la chaux, un précipité brun; 4°. par le prussiate de potasse, un précipité jaune verdâtre, et ensuite blanc.

Les vins frelatés par le moyen de la litharge, et qu'on nomme *vins lithargirés*, peuvent être facilement reconnus par le procédé suivant : On en verse une petite quantité dans un verre à liqueur; on y ajoute de l'eau pour en affaiblir la couleur; on verse ensuite un peu de sulfure de potasse : à l'instant la liqueur devient d'un noir plus ou moins foncé.

Si l'on veut savoir au juste la quantité de plomb que contient un vin frelaté, on en fait évaporer une mesure donnée jusqu'à consistance d'extrait, que l'on convertit en charbon. On met ensuite ce charbon dans un creuset avec un peu de potasse, et on recouvre le mélange de sel ordinaire. En poussant ce charbon jusqu'à la fusion, le plomb se vitrifie, et on en compare le poids avec la quantité du vin qui l'a fourni.

De l'Oxide de cuivre vert ou vert-de-gris.

L'oxide de cuivre vert (vert-de-gris) est de toutes les substances minérales celle dont l'espèce humaine éprouve le plus souvent des effets dangereux et quelquefois funestes; cependant il n'y a dans les auteurs, du moins que je connaisse, aucune observation où soient détaillés les effets particuliers que cette substance produit sur les viscères; mais les symptômes de l'empoisonnement produits par cet oxide, annoncent une irritation et une inflammation subséquente relatives à la quantité avalée. D'ailleurs, l'effet qu'il opère sur les chairs au-dehors, doit faire conclure qu'il occasionne dans l'estomac et les intestins une adstriction et une crispation des vaisseaux, et conséquemment des engorgemens, peut-être plus forts que la litharge.

On distingue le vert-de-gris des autres substances vénéneuses aux caractères suivans :

1°. Il est d'une couleur verte plus ou moins prononcée ;

2°. Il a une odeur qui lui est propre ;

3°. Sa saveur, analogue à celle des autres substances métalliques, a cependant quelque chose de particulier, et elle est très-nauséabonde ;

4°. Dissous dans l'acide muriatique, il donne, par l'addition de la soude, un précipité bleuâtre; par celle de l'ammoniaque, une couleur d'un beau bleu ; par le prussiate de potasse, un précipité d'un rouge foncé, etc.

Ces derniers caractères lui sont communs avec les autres préparations cuivreuses.

Des préparations d'Antimoine.

Plusieurs préparations d'antimoine sont employées comme médicamens ; mais pour peu que la dose soit un peu forte, elles agissent comme de violens poisons : tels sont le *tartrite de potasse antimonié* (tartre stibié) ; l'*oxide d'antimoine sulfuré rouge* et *orangé* (soufre doré d'antimoine et kermès minéral) ; l'*oxide d'antimoine blanc sublimé* (fleurs d'antimoine) ; l'*oxide d'antimoine demi-vitreux* (safran des métaux) ; le *muriate d'antimoine* (beurre d'antimoine), etc.

. Toutes ces préparations ont pour caractères ; 1°. la saveur métallique propre à l'antimoine ; 2°. les nausées, les vomissemens et les évacuations alvines qu'elles provoquent ; 3°. la revivification de l'antimoine par les procédés métallurgiques.

De plus, on reconnoît facilement le soufre doré et le kermès minéral à leur couleur particulière. A l'égard du tartre émétique, en le dissolvant dans l'eau et en y ajoutant quelques gouttes de sulfure de potasse (foie de soufre à base d'alkali végétal), il se forme un précipité rouge qui est encore du kermès.

Des préparations de Bismuth.

Il est douteux que les préparations de bis-

muth soient de véritables poisons ; mais la
plupart des médecins les rangent dans la classe
des matières suspectes. Quelques-uns ont cependant administré à l'intérieur, à titre de
médicament, ce métal oxidé (magistère de
bismuth), à la dose de six grains, un scrupule
et même un gros, sans en avoir éprouvé d'inconvéniens ; ils ont seulement remarqué qu'à
cette dernière dose il était légèrement purgatif (1).

Au surplus, s'il était besoin de reconnaître
la présence de ce métal, on le pourrait, au
moyen du procédé dont parle M. Foderé, et
qui consiste à dissoudre le bismuth dans l'a-
cide nitrique, et à verser dans cette dissolution un peu de prussiate de potasse : il se forme
alors un précipité jaune-rougeâtre.

Des Sels neutres.

Presque tous les sels neutres sont purgatifs ;
et pris à trop forte dose, ils peuvent occasionner les accidens d'une superpurgation :
mais il est rare que cela ait lieu. Cependant je
vais rapporter un fait dont j'ai été témoin, et
qui me paraît mériter l'attention.

----

(1) Journal de Médecine, par MM. Corvisart, Le-
roux et Boyer, t. 15, p. 354.

Un ancien Provincial d'ordre monastique, revenant de Paris pour se rendre à son couvent, s'arrêta à Agen et y prit les eaux de Cransac, dont il avait coutume d'user toutes les années; il mit dans le premier verre une once de sel de Seignette (tartrite de soude): dans le moment, il éprouva une chaleur âcre, depuis la bouche jusqu'à l'estomac, et bientôt il fut en proie à des coliques violentes et à des sensations d'une chaleur brûlante, qui s'étendit peu à peu dans tout le canal intestinal. Le ventre se météorisa, les convulsions se déclarèrent, et il mourut malgré les remèdes les plus appropriés. On ne voulut jamais consentir à l'ouverture du cadavre. J'appris seulement que le sel dont il s'était servi était gris; j'assurai que ce ne pouvait être qu'un *quiproquo*, attendu que le sel de Seignette est, au contraire, du plus beau blanc. On envoya chez le même apothicaire, pour demander un paquet de ce même sel : quel fut mon étonnement, de voir en effet que ce paquet, bien cacheté, mais dont le papier était sale, contenait une poudre couleur de cendres ! Il est aisé de deviner que ce sel était décomposé ; ce n'était pas surprenant; c'était un reste de drogues qu'on avait laissé dans un coin humide, depuis plusieurs années. Qu'il me soit permis, dans cette occasion, de me récrier contre la négligence des officiers de police à visiter les boutiques des pharmaciens. Les apothicaires exacts et probes en seraient enchantés, et les autres méritent principalement cette surveillance.

Il est une espèce de sel neutre dont les effets sont tout différens des autres; c'est le nitrate de potasse ou sel de nitre. Il est très-certain qu'à haute dose c'est un véritable poison. On trouve dans l'ancien Journal de Médecine (1) deux observations relatives à des empoisonnemens de ce genre. Voici les symptômes dont la mort fut précédée : Douleur à l'estomac, nausées, vomissemens avec efforts considérables, évacuations alvines; puis mouvemens convulsifs, contorsion de la bouche, pouls faible, extrémités froides, voix éteinte, feu dévorant à la région épigastrique. La dose de ce sel était d'une once dans l'un des cas, et d'une once et demie dans l'autre.

L'ouverture des cadavres présenta une enflure considérable de l'estomac, qui était rempli de liquide; sa tunique extérieure était d'un rouge foncé, et parsemée de quelques taches brunes; la tunique interne était extraor-

____

(1) Tome 71, page 401, et tome 73, page 21.

dinairement enflammée et détachée dans plusieurs points. L'inflammation gangréneuse s'étendait depuis le cardia jusqu'au pylore. Dans l'un des sujets, il y avait perforation de l'estomac.

§. II. *Des Poisons végétaux et animaux.*

Les poisons qu'on nomme *âcres* ou *irritans*, et ceux qu'on appelle narcotiques ou stupéfians, appartiennent presque tous à la classe des végétaux : on y reconnaît en outre des poisons *mixtes*, c'est-à-dire, dont les caractères participent des uns et des autres.

Les signes qui annoncent l'action des poisons végétaux, sont ou communs ou particuliers ; mais il ne faut pas oublier que cette action varie encore suivant la disposition des individus qui l'éprouvent, et suivant la préparation ou le mélange qu'on a fait subir à la substance vénéneuse. Je suppose, par exemple, que deux personnes mangent d'une plante qui soit de la classe des poisons, telle que la jusquiame, qu'on a quelquefois prise pour de la chicorée étiolée ou blanchie ; mais que l'une la mange simplement avec du sel, et l'autre assaisonnée avec beaucoup de bon vinaigre : la première en sera moins incommodée que la

seconde, parce que le vinaigre est le contre-
poison de tous les narcotiques.

« Les signes communs à ces trois classes,
» dit Bulliard (1), sont les suivans : Des mal-
» aises ; des anxiétés, des nausées, une séche-
» resse au gosier et à l'œsophage ; des spasmes
» dans les entrailles, le délire.

» Si à ces signes communs se joignent de
» vives douleurs, des espèces de déchiremens
» momentanés dans l'estomac et les entrailles ;
» si une agitation violente s'empare de toute
» l'économie animale, et en trouble d'une ma-
» nière effrayante les fonctions, en causant
» des convulsions continues ou alternatives,
» des espèces de crampes dans tous les mem-
» bres, mais sans qu'il y ait stupeur ni en-
» gourdissement ; voilà des caractères qui
» portent l'empreinte d'un poison âcre.

» Si, au contraire, aux signes communs ci-
» dessus rapportés, succèdent un état de stu-
» peur et d'engourdissement, des envies de
» dormir insurmontables ; si l'on voit le vi-
» sage du malade gonflé ; si on lui trouve les
» paupières enflées, les membres tremblans
» ou agités, des légers mouvemens convulsifs,
» l'œil hagard, ouvert et saillant, ou le regard

____

(1) Hist. des Plantes vénéneuses.

» morne; s'il y a de fréquentes et courtes ins-
» pirations; s'il a le pouls plein, et par in-
» tervalles petit; qu'il soit accompagné de
» soubresauts; que le malade se plaigne de
» gonflement à la langue et dans toute la ca-
» vité de la bouche, ou qu'il ait la mâchoire
» serrée, le ventre tendu, ou si on le trouve
» déjà plongé dans un sommeil qui ait les
» caractères d'un sommeil léthargique; voilà
» les signes certains de la présence d'un poi-
» son stupéfiant pris intérieurement, ou ap-
» pliqué extérieurement ».

J'ajouterai que les stupéfians portent leur effet à l'origine des nerfs, et qu'ils dérangent de différentes manières les fonctions intellectuelles; tantôt ils excitent à la fureur; tantôt ils hébètent; tantôt ils causent une manie qui dure plus ou moins de temps. On peut voir dans le Journal de Médecine des observations qui confirment la vérité de ces assertions.

On trouve dans les auteurs si peu d'observations où il soit fait mention des effets locaux, que ces sortes de poisons opèrent sur les parties, principalement sur les viscères, que nous sommes, la plupart du temps, obligés de nous en tenir aux signes que je viens de rapporter, pour prononcer sur l'existence de l'empoisonnement. En attendant que des observations plus précises nous donnent des notions plus certaines sur l'action variée des différentes espèces qui composent ces deux classes, je vais faire part de ce que j'ai pu recueillir de quelques observations éparses.

En général, les poisons âcres excitent des phlogoses ou des inflammations plus ou moins violentes sur les membranes de l'estomac et des intestins; quelquefois le velouté s'en détache par lambeaux plus ou moins étendus; l'œsophage éprouve parfois les mêmes effets, surtout à sa partie inférieure.

Appliqués à l'extérieur, ils agissent comme rubéfians ou vésicans; il y en a même qui gangrènent la peau : telle est *l'anémone pulsatile* fraîche appliquée en cataplasme, fait avec la racine crue et à froid (1). On peut mettre dans cette classe encore, *l'aconit, l'actée, la clématite, le pied-de-veau serpentaire, le pied-de-veau commun, le cabaret, le colchique, la lauréole gentille, la lauréole odorante, la digitale, les thytimales, la ciguë des marais, la sabine, les renoncules, le sumac à la gale, l'orpin brûlant, l'ellébore blanc et le noir*, etc.

Les poisons narcotiques occasionnent des

____

(1) Bulliard, *loco cit.*

phlogoses aux parties internes : et l'engorgement des vaisseaux du cerveau ; souvent ils
produisent des sugillations ou infiltrations de
sang dans le tissu cellulaire, sous la peau, dans
différentes parties du corps (1).

Les principaux poisons narcotiques et stupéfians sont, *l'opium* et ses différentes préparations pris à trop forte dose ; *la jusquiame,
la grande ciguë*, *la pomme épineuse*, *la bella-
dona*, et quelques espèces de *solanum*.

Les poisons mixtes sont ceux qui, après
avoir excité des agitations, des ardeurs et des
coliques, jettent dans un état d'accablement
et de sommeil plus ou moins profond : c'est
ainsi qu'agit, par exemple, *la petite ciguë*.

Il me resterait à vous parler des poisons que

----

(1) La plupart des personnes, même de l'art, con-
fondent et regardent comme synonymes les mots *ecchymose* et *sugillation*. Voici la distinction que j'en fais,
ainsi que je l'ai exposé dans le Cours des Maladies chi-
rurgicales, en parlant des blessures : j'appelle *ecchymose*
un épanchement ou infiltration de sang dans le tissu
cellulaire sous-cutané, produit par une cause externe
et plus ou moins violente ; et je nomme *sugillation*, cet
épanchement occasionné par une cause interne, soit à
raison de la dissolution du sang, soit que cela vienne plus
probablement d'une trop grande faiblesse des fibres vas-
culaires ; telles sont les extravasations qui surviennent
pendant une petite-vérole maligne, etc.

fournit le règne animal; mais ces poisons ne peuvent être, pour la plupart, l'objet des questions médico-judiciaires. Au nombre de ces poisons, on range les *venins* proprement dits, tels que ceux de la vipère et du scorpion; on y range aussi les *virus* morbifiques, comme celui de la rage, etc.; mais les venins et les virus ne peuvent donner lieu à un véritable empoisonnement. Le seul *poison*, à proprement parler, que fournissent les substances animales, est la poudre de cantharides. On a vu résulter les accidens les plus fâcheux de l'administration de cette poudre ou de sa teinture à l'intérieur. Son action se porte d'abord sur le sphincter de la vessie dont elle détermine le resserrement; effet qu'on voit même succéder à l'usage extérieur de cette substance. Elle occasionne ensuite des priapismes, la fièvre, une chaleur mordicante à l'estomac, et enfin tous les symptômes généraux des poisons âcres. A en juger par la manière dont les cantharides agissent sur la peau, on doit présumer qu'elles cautériseraient la membrane interne de l'estomac et des intestins, si la dose en était considérable; mais ce cas ne paraît pas avoir été observé.

Règles générales qu'on doit observer dans la re-
cherche des signes de l'empoisonnement.

D'après tout ce que j'ai dit jusqu'ici sur
l'empoisonnement, et sur les effets produits
par les différentes sortes de poisons, il semble
qu'il doit être assez facile, sinon de bien connaître l'espèce d'empoisonnement, du moins
de s'assurer si tel individu a été empoisonné
ou non : cependant la chose n'est pas toujours
si aisée, et les connaissances les plus étendues
ne suffisent pas toujours pour résoudre cette
question. Je vais prouver par des faits, que
ce qu'on pourrait regarder comme empoisonnement, est quelquefois l'effet d'une maladie,
ou celui d'une substance très-innocente. Les
trois observations suivantes vous démontre-
ront la vérité de cette assertion.

Un seigneur de la cour fut attaqué d'une
esquinancie maligne, dont il mourut. On fit
l'ouverture du cadavre ; outre que le corps
était très-enflé, on vit sortir une grande quantité de sang par le nez et les oreilles. Le cou et
la partie supérieure de la poitrine étaient livides et sphacélés ; les glandes thyroïdes
étaient comme gangrenées, ainsi que la partie
supérieure de l'œsophage ; les poumons noirs
dans toute leur étendue ; le diaphragme enflam-

mé : il y avait environ deux palettes de sang noir dans l'estomac, et une place noire longue de cinq pouces sur la membrane interne ; le foie était aussi de couleur noire extérieurement (1).

Devaux, qui rapporte ce fait, dit avec raison : « On conviendra que ces impressions, » trouvées dans l'ouverture d'un corps qu'on » soupçonnerait d'avoir été empoisonné, se- » raient décisives, etc. ».

Un homme très-respectable de notre ville, sujet à de fréquens accès de goutte, âgé d'environ soixante-dix ans, d'une forte complexion et d'un embonpoint assez considérable, après avoir pris une croûte le soir, vers les neuf heures, dans une maison amie et très-intéressée à sa conservation, en sortit à minuit (gai et sifflant un air), pour se rendre chez lui ; il se coucha peu de temps après. Vers deux heures du matin, il sonna ; son domestique se rendit aussitôt auprès de lui, et le trouva sans parole et comme frappé d'apoplexie. L'alarme se met dans la maison ; on tâche de lui donner les secours ordinaires, en attendant les officiers de santé, qu'on se hâte d'aller

____

(1) Extrait de l'Art de faire les Rapports, par Devaux, pag. 388 et suiv.

chercher. Ceux-ci arrivent au plutôt, mais inutilement ; le malade était mort. On fit l'ouverture du corps, et on ne trouva d'autre dérangement qu'environ huit pouces de l'intestin *iléon* livide, et comme gangrené. On observera que cet homme se plaignait depuis long-temps, et par moment, d'une douleur au bas-ventre qui répondait à cette région. D'ailleurs, si c'eût été l'effet de quelque chose qu'il eût avalé, il aurait paru quelqu'impression ou dérangement à l'estomac et aux intestins plus supérieurs ; mais n'aurait-il pas été possible que cette gangrène eût été excitée à l'estomac, et alors n'aurait-on pas pu penser que c'était l'effet de quelque substance vénéneuse ?

Il est donc évident qu'une maladie antécédente peut produire des ravages capables d'induire en erreur les médecins les plus instruits. On voit surtout, d'après la dernière observation, combien il faut être sur ses gardes, puisque, dans ce cas, il semblait qu'aucune maladie n'avait précédé, si ce n'est une humeur goutteuse qui, vraisemblablement, causa la mort et la gangrène d'une manière précipitée. Voici le troisième fait que je vous ai annoncé ; il est rapporté par M. Varnier, médecin à Châlons-sur-

Marne (1). Je me contenterai de donner l'extrait de son observation.

Il s'agit d'un homme qui entrait en convalescence, après une maladie qu'il venait d'éprouver : on lui fit prendre un léger purgatif, à la suite duquel il mourut subitement. On le crut empoisonné par l'effet d'un *qui pro-quo* de l'apothicaire. On voulut s'en assurer ; et pour cela, on fit l'ouverture de son cadavre. On trouva, en effet, l'œsophage et l'estomac très-rouges et comme livides en différens endroits, c'est-à-dire, dans un état apparent de gangrène. On s'en tint d'abord là, et le mort fut regardé comme évidemment empoisonné ; cependant ce sage médecin (qui n'était pas celui qui avait traité le malade), connaissant l'exactitude et la prudence du pharmacien qui avait préparé le purgatif, fit des réflexions ultérieures. S'étant donc fait rendre compte des symptômes de la maladie, par le médecin aux soins duquel le malade avait été confié, il resta convaincu que la mort n'était que la suite de cette maladie, et que la convalescence apparente n'avait été qu'un répit insidieux. Cependant l'état de l'œsophage et de l'estomac lui restant toujours à expliquer, sa sagacité lui

---

(2) Journal de Médecine, tome 7, page 333.

fit présumer qu'il pourrait avoir été l'effet de quelqu'autre cause extraordinaire. L'esprit tourmenté par ces différentes idées, M. Varnier prend de nouvelles informations, et il découvre que le malade usait habituellement d'une forte infusion de coquelicot, ou pavot rouge. Aussitôt l'idée lui vient de faire quelques expériences sur un chien; il lui fit avaler pendant un certain tems une pareille infusion. Quelques jours après, il en fait l'ouverture, et trouve que les mêmes parties de cet animal avaient pris la même couleur qu'on avait observée dans le cadavre dont il s'agit, et cette couleur rouge-violet était si solide, qu'elle résista à beaucoup de lotions répétées. Combien cette observation est précieuse !

Pour vous apprendre quelle est la conduite que vous avez à tenir dans ces circonstances délicates, je ne puis mieux faire que de vous citer pour modèle l'exemple de Sallin, dans la recherche qu'il fit pour découvrir le genre de mort d'un nommé Lamothe, empoisonné à Paris par le scélérat Desrues, dont on peut voir l'extrait dans le Recueil de la Société de Médecine de Paris, t. 7, p. 343.

Après avoir visité le cadavre, il passa en revue toutes les maladies, dont les parties qu'il trouva lésées peuvent être susceptibles ; et bien persuadé qu'aucune de ces maladies ne peut causer des effets pareils à ceux qu'il observa sur ce cadavre, il conclut qu'ils ne pouvaient être produits que par un poison. Il atteignit ainsi le but principal qu'il s'était proposé; mais desirant pousser ses recherches encore plus loin, il entreprit de deviner l'espèce de poison dont on s'était servi pour commettre ce crime.

Dans cette vue, il étudia les effets des poisons végétaux et minéraux; et en les comparant avec ce qui était apparent sur le cadavre, il parvint, par le moyen de cette méthode d'exclusion, à connaître que ce malheureux jeune homme avait été empoisonné avec le sublimé corrosif.

Telle est la méthode que vous devez mettre en usage toutes les fois que vous aurez à décider de semblables questions. Si vous êtes appelé pendant que le malade est en proie aux accidens, observez bien la nature des symptômes; si c'est pendant une maladie, considérez son caractère, et voyez si elle est de nature à causer ces dérangemens, soit par elle-même, soit par quelque effort critique, ou par l'effet de quelque métastase; si cet état a succédé à l'administration de quelque remède, tâchez de découvrir si dans sa composition il y a quelque ingrédient dont le nom, la forme ou la couleur, ait pu donner lieu à un *qui-pro-quo;* ou si, parmi ces médicamens, il en est quelqu'un susceptible de se détériorer par décomposition, comme il arriva au malheureux Provincial dont j'ai fait mention. On demandera si cette personne se portait bien avant son dernier repas, et si ces accidens ont paru bientôt après qu'elle l'a eu pris. On s'informera de ce qu'elle a mangé, et si elle a beaucoup mangé, afin de juger si ce ne serait pas une indigestion. Si elle a pris son repas en compagnie, on demandera si les autres personnes ont été incommodées. Il convient de savoir si cette personne ne serait pas aliénée, si elle a voulu attenter à sa vie, ou si elle avait quelque chagrin capable de l'avoir jetée dans le désespoir.

Si l'on est appelé après la mort, on tâchera de prendre les mêmes informations des personnes qui auront été témoins des accidens qui ont précédé la mort; ensuite on procédera à la visite du cadavre avec toute l'attention possible (1).

___

(1) On a généralement observé que les cadavres des personnes empoisonnées se météorisaient et acquéraient une plus ou moins grande disposition à la putréfaction;

On examinera d'abord toute la surface du corps, pour s'assurer s'il y a quelque plaie, ou bien des sugillations, ou des éruptions. Ensuite on explorera l'intérieur, on examinera les matières contenues dans l'estomac et les premiers intestins, afin de voir s'il y aurait quelques molécules d'arsenic, ou d'oxide de cuivre vert (vert-de-gris), ou toute autre substance vénéneuse. Enfin, si ces recherches sont inutiles, parce que le poison peut être dissous, on trempera, dans les liquides que renferme l'estomac, un morceau de pain ou de viande qu'on donnera à un chien, pour voir si cet animal en sera incommodé. L'on fera les autres épreuves que j'ai déjà indiquées pour reconnaître chaque poison en particulier.

Dans tous les cas, on ne doit jamais perdre

---

et Zacchias assure que certains poisons, au contraire, ainsi que la foudre, les défendent, jusqu'à un certain point, contre la pouriture. Tous peuvent avoir raison; mais il nous manque des observations assez nombreuses et assez détaillées pour connaître les causes qui favorisent et celles qui combattent cette tendance naturelle à la décomposition de nos corps. Nous savons seulement qu'il y a des lieux et des terreins où les cadavres se conservent long-temps, tels que le caveau des ci-devant Cordeliers de Toulouse, les sables de l'Afrique, qui les dessèchent et les momifient, etc.

de vue les trois dernières observations dont j'ai parlé dans cet article.

Dans la première, on voit une partie de l'intestin *iléon* gangrenée dans le cadavre d'un goutteux qui n'avait eu aucune autre maladie précédente ; si c'eût été l'effet d'un poison avalé, l'estomac et les premiers boyaux en auraient été plutôt affectés.

La seconde fait voir qu'il y a des vices internes, ou des maladies qui causent sur les viscères des désordres qu'on pourrait prendre pour l'effet de quelques poisons, et même d'un coup ou d'une blessure; vous trouverez d'ailleurs dans l'ouvrage de Morgagni (1) plusieurs exemples de cette vérité.

On voit enfin par la troisième, qu'il y a des substances innocentes qui donnent aux parties une apparence des plus suspectes, et où il n'a pas fallu moins que la prudence et la sagacité de M. Varnier pour justifier le pharmacien innocent, d'un reproche qui aurait pu lui faire perdre sa réputation.

On spécifiera dans le rapport toutes les circonstances afférentes et les symptômes qu'on aura observés, afin que, si les tribunaux trouvent à propos de nommer d'autres arbi-

______

(1) *De sed. et caus. morb. Epist.* 20 , 35 , 36 , 40 , 49.

tres, ceux-ci n'aient point à censurer le rapport des premiers, et qu'ils puissent au contraire en faire usage dans le cas où il ne leur serait pas possible de recourir à l'examen du cadavre déjà trop altéré par la putréfaction (1).

____

(1) Si, comme je crois l'avoir démontré dans l'Introduction, le médecin expert doit être considéré comme juge, et juge essentiel, puisque c'est son rapport qui dicte principalement le jugement, la loi doit nécessairement lui permettre de recourir à tous les moyens possibles pour s'éclairer lui-même, afin de donner une conclusion aussi juste qu'on peut l'espérer.

Un procès qui se discute dans ce moment au tribunal criminel de notre département, à l'occasion d'un prétendu empoisonnement, m'oblige d'ajouter cette note, et voici le fait :

Une femme, quelques jours après ses couches et étant en pleine convalescence, est en proie à des accidens, à des angoisses et des douleurs dans les entrailles aussi violentes que peu attendues, et elle meurt. Le bruit public la déclare empoisonnée, et plusieurs motifs font accuser le mari comme auteur de cet empoisonnement.

Le magistrat de sûreté appelle un médecin et un chirurgien pour en faire la visite. Ceux-ci s'y transportent. (On observera que c'était à environ deux lieues de leur domicile, où ils ne connaissaient personne à qui ils pussent s'adresser avec confiance pour se procurer les renseignemens dont ils avaient besoin.) On procède à la visite, et on observe, tant sur la surface du corps qu'au-dedans, des signes d'empoisonnement ; mais ces signes

Rapport d'un soupçon mal fondé d'Empoisonnement.

Nous, etc.... après toutes les informations prises sur les caractères, les mœurs, et la ré-

peuvent être aussi ceux de quelque maladie interne, ainsi que je l'ai prouvé par des observations très-authentiques. Les experts, convaincus de cette vérité, se contentent de dire dans leur rapport que, quoique l'empoisonnement soit très-vraisemblable, ils ne peuvent pas l'assurer; et en motivant leur incertitude, ils demandent la permission d'examiner la déposition des témoins où ils pourront trouver quelques éclaircissemens capables de dissiper tous leurs doutes. Cette liberté leur est refusée comme défendue par les lois. Serait-il permis de penser que le législateur qui exige des experts, leur eût interdit le moyen le plus efficace de s'éclairer ? C'est une chose dure à croire. Rapportez, leur dit-on, ce que vous avez observé ; donnez votre avis, et les juges sont chargés de t'rer de votre exposé, joint aux circonstances, les conséquences nécessaires. Mais ces circonstances sont le plus souvent de telle nature, qu'il faut être médecin pour en retirer tout l'avantage nécessaire ; c'est ce qui se vérifie dans la question dont il s'agit. On répond à cela que l'information doit être secrète : j'en conviens ; mais le commissaire et le greffier n'en ont-ils pas connaissance ? Eh ! pourquoi ne la confierait-on pas à l'expert ?

L'expert est juge aussi ; qu'on l'assujétisse à un serment particulier relativement à ce secret, et moyennant cette précaution, il sera assimilé au commissaire, et il en putation de la personne dont il s'agit, morte depuis la veille, assez promptement, nos recherches, tant au-dehors qu'au-dedans, ne nous ont procuré que la connaissance d'une tache noirâtre et véritablement gangréneuse, d'environ trois travers de doigt, qui s'étendait sur toute la circonférence de l'iléon. Nous avons demandé aux personnes qui le connaissaient, s'il n'était pas de temps en temps malade; une femme nous a répondu, qu'à plusieurs reprises il s'était plaint d'une douleur au côté du ventre, et qu'il prenait souvent des lavemens, ce qui nous fait croire que la tache gangréneuse que nous avons observée est l'effet et la suite de quelque point inflammatoire, excité par une cause interne; d'ailleurs, si c'eût été celui d'un poison avalé, ses impressions auraient paru sur l'estomac ou les premiers intestins. D'où nous concluons qu'il n'y a pas eu empoisonnement; en foi de quoi, etc.

Rapport sur un empoisonnement certain.

Nous, etc., nous sommes transportés dans la maison, n° 1, rue.... de la présente ville,

---

résultera un grand avantage pour la chose publique, pour la justice et pour les juges, puisque ce sera souvent le vrai moyen de découvrir la vérité.

pour visiter le cadavre d'un homme mort dans la nuit précédente. D'après les informations que nous avons prises, nous avons été instruits que cet homme jouissait d'une bonne santé, lorsque la veille il soupa de bon appétit; qu'un quart-d'heure après ce repas, il s'était plaint de cruelles coliques d'estomac, et avait fait des efforts impuissans pour vomir; qu'une soif extraordinaire l'obligeait de boire abondamment de l'eau tiède, qui lui procura enfin quelques vomissemens, par lesquels il rendit des matières très-vertes, mêlées de sang; qu'un médecin qu'on avait envoyé cherché lui fit prendre une grande quantité d'huile et autres drogues; mais qu'une heure après il avait expiré. Une autre personne ajouta, que depuis quelques jours il paraissait chagrin, et qu'il avait quelque grande peine. Nous avons procédé ensuite à la visite du corps : ayant ouvert le bas-ventre, nous avons trouvé plusieurs taches noires de différente grandeur dans l'estomac, et plusieurs autres places enflammées, principalement dans le grand cul-de-sac. Les intestins étaient dans leur état à peu près naturel ; l'œsophage, depuis environ son tiers inférieur jusqu'à l'estomac, était enflammé. Les alimens, pris lors du dernier repas, ayant été évacués en grande partie par le vomissement, étaient réduits à peu de chose, mêlés d'une eau verdâtre. Ayant cherché parmi ces alimens les substances délétères que nous y soupçonnions, nous avons trouvé quelques fragmens d'arsenic; de sorte que nous ne pouvons douter de la vérité de l'empoisonnement Nous avons fait fouiller dans ses poches, et nous avons trouvé dans le gousset gauche un papier plié qui contenait encore quelque reste de ce poison, ce qui prouve qu'il s'est empoisonné lui-même. En foi de quoi, etc.

ARTICLE II.

Dans le cas où plusieurs personnes seraient trouvées mortes par l'effet d'une même cause qui a agi en même temps ; décider laquelle est morte la première ou la dernière ?

Il peut arriver que deux ou plusieurs personnes soient noyées au même moment, ou qu'elles périssent dans un même incendie, ou enfin qu'elles soient frappées d'un même coup de foudre. On demande s'il est possible, dans l'une de ces suppositions, de connaître, à l'aide du seul raisonnement, laquelle est morte la première ?

Les moyens que nous avons pour parvenir

à résoudre la question proposée , sont la considération de l'âge des personnes et de leurs
dispositions individuelles.

Relativement à l'âge , plusieurs savans se
sont occupés de déterminer celui qui présen-
toit le plus d'espérance de vie. D'après les recherches de Halley, de Kersboom, de Symson,
de Parcieux et de Buffon , il paraît que , depuis la dixième année jusqu'à la cinquantième,
les chances sont à peu près égales et plus fa-
vorables qu'en deçà ou au-delà de ces limites.
Suivant Sauvages , le premier jour de la vie
est le jour le plus mortel. Mais comme tous
ces savans ne sont pas tout-à-fait d'accord sur
les termes fixes des différens degrés de force
ou de faiblesse , je vais présenter le résultat
des registres mortuaires de Lyon, depuis 1750
jusqu'à 1775 : nous verrons s'ils peuvent nous
donner des bases plus certaines.

Pendant ces vingt-cinq années , il mourut
à Lyon 91663 individus de tout âge ; sur ce
nombre, on en compte 25004 qui n'avaient
pas atteint cinq ans révolus.

De 170 enfans morts avant la fin de leur
première année , il y en avait 93 qui étaient
morts dans le premier mois, 12 dans le second, 8 dans le troisième, et 4 dans le quatrième.

Parmi les enfans au-dessous d'un an, il en mourut, le premier jour de leur naissance, treize fois plus que dans aucun des autres jours.

Depuis la dixième année jusqu'à la soixante-dixième, la mortalité fut à peu près égale.

Voilà quelles sont les données d'où l'on pourrait partir pour juger de l'énergie vitale dès différens âges (1) ; mais ces données sont évidemment insuffisantes : car, en premier lieu, elles ne nous fournissent que des probabilités ; et, en second lieu, elles n'établissent aucune différence entre les âges qui se trouvent compris depuis dix ans jusqu'à

______

(1) Quand les calculs qui ont été faits pour déterminer les différentes probabilités de vie, seraient le résultat d'un beaucoup plus grand nombre d'observations, on ne pourrait encore en tirer presqu'aucun avantage pour répondre à la question proposée. En effet, dans tous ces calculs, on a fait abstraction de diverses causes de mort, dont les unes cependant sont plus particulières à un âge qu'à un autre. De ce que la petite vérole, par exemple, attaque plus particulièrement les enfans, et en fait périr un plus grand nombre que d'adultes, il ne s'ensuit pas que ceux-ci aient une vitalité plus grande que ceux-là? Combien d'ailleurs l'introduction de la vaccine n'a-t-elle pas dû apporter de changement dans le tableau comparatif de la mortalité pour les différens âges!

soixante-dix : aussi, toutes les fois que les individus, qui font l'objet de la question, seront tous âgés de plus de dix ans et de moins de soixante-dix, on ne pourra donner aucune solution.

La connaissance de la constitution physique et morale de chacune des personnes dont il s'agit, pourrait sans doute être plus utile. Mais il est bon de remarquer que la force ou la faiblesse apparentes ne peuvent pas toujours faire préjuger le degré de santé réel d'un individu, ou, ce qui revient au même, la résistance que peut opposer chez lui la force vitale à sa destruction. Il faut, pour le maintien de la santé, un certain équilibre entre l'action des principaux organes de l'économie.

Je suppose deux individus, dont l'un ait en général la fibre faible, mais dont chaque organe soit constitué de telle manière, qu'il ait une force et une action telle, que, dans leur ensemble, il ne s'en trouve aucun qui ait trop ni trop peu d'énergie relativement à tous les autres.

Je suppose que l'autre individu ait généralement la fibre forte et vigoureuse, mais que, parmi ses organes, il s'en trouve quelqu'un qui ait relativement moins d'énergie que les autres. Dans cette supposition, il est évident que le premier est censé avoir une meilleure santé que le dernier, parce que l'équilibre est plus parfait dans le premier, quoique généralement plus faible. Ainsi, ne voyons-nous pas tous les jours des personnes d'une complexion délicate et d'une constitution débile, pousser leur carrière jusqu'à une extrême vieillesse?

Je conviens que la vitalité d'un homme robuste, dont tous les organes ont une manière d'être et une correspondance relativement convenables, est plus forte, absolument parlant; mais s'ensuit-il de là que cette santé résiste plus à toutes les causes morbifiques que la première? Non, sans doute. Pour être convaincu de la vérité de mon assertion, on n'a qu'à faire attention qu'il y a certaines maladies épidémiques qui épargnent les enfans et les femmes, pour attaquer les hommes adultes, dont souvent elles font autant de victimes, et d'autant plus assurées, que les personnes qu'elles attaquent sont plus robustes. Ne semble-t-il pas que ceux qui sont valétudinaires, les mélancoliques principalement, sont indemnisés de leur mauvaise santé par le privilége que la nature leur accorde de s'affranchir des maladies populaires?

Ce que nous disons de certaines causes morbifiques, nous pouvons le dire des saisons, des qualités de l'air, et de la nature des lieux, relativement aux tempéramens et aux dispositions individuelles. Il est donc évident que, quoiqu'une personne paraisse jouir d'une santé brillante, nous ne pouvons affirmer qu'elle résistera plus à telle ou telle cause destructive, que celle qui paraît en avoir une plus faible. Je le demande aux praticiens : combien de fois n'ont-ils pas vu, contre leur attente, des malades d'une frêle constitution résister à des maladies très-graves, tandis qu'ils ont eu le chagrin de voir succomber à de simples incommodités, ou à des maladies en apparence peu dangereuses, les gens les plus robustes ?

Nous ne pouvons donc pas plus fonder notre décision sur la considération de la santé individuelle que sur celle de l'âge. Je dis plus : ces deux circonstances, même réunies, ne suffisent pas, à mon avis, pour asseoir notre jugement. Supposons en effet le cas le plus favorable.

Vous êtes requis pour prononcer sur la question suivante : On a trouvé un enfant de neuf ans malade, et un homme robuste de trente ans noyés, ou morts d'un coup de foudre, ou bien enfin étouffés et en partie brûlés dans un incendie. Si on les a vu mourir, votre décision est inutile ; mais ne peut-il pas se faire, quoiqu'on pense le contraire, qu'ils n'aient pas été submergés dans le même instant ; ou bien que la foudre ait frappé l'un plutôt que l'autre ; ou bien encore que le feu ait atteint d'abord l'individu le plus faible ? Supposez même qu'ils aient ressenti en même temps les effets du feu ou ceux du tonnerre, ont-ils été atteints de la même manière ? ont-ils éprouvé une action rigoureusement la même ? se sont-ils trouvés enfin dans des conditions parfaitement semblables ? Ce serait donc une témérité blâmable que de prétendre décider une question aussi obscure : *Adhuc in puteo veritas latet.*

ARTICLE III.

Des moyens de distinguer si une personne qu'on a trouvée pendue, l'a été après la mort ou pendant qu'elle vivait encore.

Pour résoudre cette question, il faut savoir que les meurtrissures ne peuvent être suivies d'ecchymoses, qu'autant que ces meurtrissures sont faites pendant la vie ; car l'ecchymose étant le produit d'une extravasation de sang dans le tissu cellulaire environnant le vaisseau qui l'a fourni, il est nécessaire que le sang circule afin que cela ait lieu. (Je reviendrai sur cet objet dans le chapitre des blessures.) Il faut en dire autant de la couleur rouge qui paraît aux parties par la même cause, ou par une compression continuée un certain temps, et qui force le sang, ou, pour mieux dire, la partie rouge du sang, à passer dans les vaisseaux capillaires cutanés. Cela une fois connu, nous rendra la solution de ce problème plus facile. En effet, si la personne est étranglée après la mort, l'impression de la corde ne montrera ni ecchymose, ni rougeur; et réciproquement, s'il y a lividité ou rougeur, on pourra assurer que l'étranglement a eu lieu pendant que la personne vivait encore.

C'est surtout à cette occasion que nous devons un tribut de louange à la sagacité du célèbre Ambroise Paré, le restaurateur de la chirurgie en France. Voici ce qu'il dit à ce sujet : « S'il a été pendu (le corps), les ves-
» tiges du cordeau à la circonférence du cou,
» seront trouvés rouges, livides et noirâtres,
» et le cuir d'autour amoncelé, replié et ridé
» par la compression qu'aura fait la corde, et
» quelquefois le chef de la trachée-artère
» rompu et lacéré, et la seconde vertèbre du
» cou hors de sa place ; semblablement les
» bras et les jambes seront trouvés livides, et
» toute la face..... Aussi pareillement il sera

» trouvé de l'écume à la bouche, et de la
» morve yssant du nez.... Au contraire, si le
» personnage a été pendu étant mort, on ne
» trouvera les choses télles ; car le vestige du
» cordeau ne sera rouge, ni livide, mais de
» couleur des autres parties du corps.... »

Jusqu'à ce jour ces réflexions ont été trouvées si justes, qu'elles ont toujours servi de règle pour décider la question qui nous occupe. Ce célèbre auteur ajoute, que, si l'étranglement a eu lieu pendant la vie, « la tête et » le thorax sont remplis de sang. » Quant à cette dernière assertion, il convient d'être prévenu qu'Ambroise Paré n'entend pas précisément que le sang extravasé remplit la poitrine et la tête, mais que les vaisseaux du poumon et ceux du cerveau sont fort engorgés, ainsi que ceux qui rampent sur le dehors de la tête : ce qui donne la couleur livide à la face, aux lèvres, et rend la langue comme violette et plus ou moins volumineuse. Or, on conçoit aisément que si la personne n'a été pendue qu'après la mort, rien de tout cela ne doit exister, puisqu'il ne se fait point de circulation.

Presque tous les auteurs qui sont venus après Paré, ont pensé et donné comme immanquable, que toutes les personnes pendues

en vie avaient de l'écume à la bouche, venant des poumons (1). Cependant les observations et les expériences assez multipliées qui
ont été faites par le célèbre et savant Dehaën,
prouvent qu'il arrive souvent le contraire;
il convient donc de ne pas trop se fier à ce
signe (2).

Il faut avoir la même idée de la sortie de
la langue hors de la bouche, que quelques-
uns donnent pour un autre symptôme propre
à faire reconnaître que la suspension a eu
lieu pendant la vie. D'après quelques observations qui paraissent très-exactes, cela dépend uniquement du point sur lequel la corde
exerce la compression; si elle serre au-dessus
du cartilage scutiforme, la langue ne sort pas,
parce qu'elle est poussée en arrière par la
compression de l'os hyoïde; si la corde est
au-dessous du cartilage cricoïde, pour lors la
langue s'avance et paraît plus ou moins au-
dehors; dans ce cas elle est toujours enflée,
et d'un rouge violet.

Quoi qu'il en soit, si l'étranglement a eu
lieu avant la mort, l'impression de la corde

---

(1) Zacchias, Devaux, Tissot, Champaux, et Pais-
soles de Lyon.

(2) *Ratio med.*, tom. 8.

doit être violette ou rouge, la figure, les lè-vres et la langue, plus ou moins bleuâtres; les vaisseaux du cerveau et des méninges, et surtout ceux du poumon plus ou moins gorgés de sang : si ces signes manquent, il faut en conclure que la suspension a eu lieu après la mort.

ARTICLE IV.

A quels signes peut-on connaître et distinguer si une personne s'est pendue elle-même, ou si elle a été pendue par d'autres.

Quoique j'aie lu et relu le savant Mémoire du célèbre Louis, sur la question dont il s'agit dans cet article, j'avoue franchement que je ne serais pas moins embarrassé de donner ma décision, que je ne l'étais avant d'avoir connu cet ouvrage. J'ai toujours été pénétré de la plus grande vénération pour un auteur si justement célèbre, et j'en honorerai toute ma vie la mémoire; mais aucune considéra-tion ne doit l'emporter sur celle de la vérité· *Amicus Plato; sed magis amica Veritas.* Sui-vant moi, le docteur Philippe a combattu vic-torieusement les principes consignés dans cette dissertation, principes qui me paraissent contraires aux vérités physiologiques reconnues dans tous les temps par les plus savans médecins.

La première cause déterminante de la mort des pendus est la cessation de la respiration, et non les engorgemens des vaisseaux du cerveau, qui n'en sont que la cause seconde, quoi qu'en ait dit Louis (1). Je ne m'occuperai pas ici de donner d'autres preuves de cette vérité ; les réflexions du médecin Philippe suffisent sans doute, car elles forment un corps de preuves péremptoires. Je me contenterai de vous parler des marques locales et sensibles données par l'auteur du Mémoire, et j'en examinerai le mérite et la nature.

Suivant Louis, « le suicide par la péndai-
» son est caractérisé par une impression de la
» corde qui est d'abord circulaire sous le men-
» ton, et qui se continue ensuite obliquement
» des deux côtés, derrière les oreilles, pour
» finir à la nuque, en montant vers l'occipi-
» tal, sans déchirement ni luxation des ver-
» tèbres. L'assassinat, au contraire, est désigné

---

(1) D'ailleurs, il conste par les observations de Dehaën, que l'engorgement des vaisseaux du cerveau varie beaucoup, au point que, suivant ce célèbre auteur, un homme pendu vivant, dont il fit faire l'ouverture, avait le sinus longitudinal presque vide de sang. (*Rat. med.*, tom. 8.)

» par un cercle livide et ecchymosé qui ac-
» compagne l'impression plus profonde et
» presque horizontale de la corde, par le dé-
» chirement des parties cartilagineuses du la-
» rynx, et par la luxation des vertèbres du
» cou. »

Je ne saurais me persuader que ces signes
prétendus distinctifs soient essentiels et assez
constans pour caractériser cette différence;
en effet, je conviens qu'une personne qui se
pend elle-même, peut, après avoir noué la
corde autour du cou, et l'avoir attachée par
l'autre bout à quelque chose de fixe, ne s'é-
lancer que d'une hauteur peu considérable, de
celle d'un escabeau, par exemple, sur lequel
elle aura monté, et je conçois que ce simple
mouvement et le seul poids de son corps oc-
casionneront moins de déchirement et de désordre que si on l'eût tiraillé de vive force;
il est même évident que, dans cette supposition, la corde sera plus oblique du menton à
l'occiput, que dans celle où les assassins seraient montés sur les épaules du pendu, à la
manière des exécuteurs, et auraient passé un
pied sur l'occiput et l'autre au bas du cou,
parce que, pour lors, la tête s'incline sur la
poitrine; mais je soutiens qu'il n'y aura au-
.cune différence à cet égard si l'assassin se con-

tente de tirer par les extrémités inférieures, si ce n'est que l'impression de la corde pourra être plus profonde. Mais supposons qu'après avoir pendu le corps, les assassins s'enfuient et l'abandonnent sans lui avoir fait aucune violence, ce qui est très-possible, **on est forcé de convenir que les signes topiques de l'assassinat seront exactement les mêmes que ceux du suicide.**

En second lieu, il est naturel de croire que celui qui veut se donner la mort, cherche toujours à abréger ses souffrances; en conséquence, s'il fait attention que plus il s'élancera de haut et violemment, plus tôt il terminera sa vie et plus il abrégera ses angoisses, il pourra prendre les mesures qui sont nécessaires pour atteindre le but qu'il se propose. Or, s'il prend ce parti, et surtout si son corps est fort pesant, l'impression de la corde et les déchirures, même la dislocation des vertèbres pourraient être causées par le simple suicide. J'infère donc de ce que je viens de vous exposer, que l'impression de la corde et les autres dérangemens rapportés, peuvent être tous communs au suicide et à l'assassinat; qu'ils sont très-incertains, et qu'il serait même très-dangereux de les prendre pour guides dans ces sortes de décisions.

Mais nous devons rendre cette justice au célèbre Louis; il n'a pas prétendu nous donner ces signes seuls comme décisifs : il convient qu'on doit avoir égard en même temps aux circonstances accessoires et étrangères à la strangulation. Si je suis entré dans cette discussion, c'est que je l'ai cru nécessaire pour votre instruction, et je la termine, pour vous tracer la conduite que vous devez tenir en pareille occasion.

Vous devez d'abord être prévenus que les scélérats ne connaissent que trop tous les moyens propres à cacher leurs crimes, et qu'à cet égard il n'est pas de précaution qu'ils ne prennent pour y parvenir. Lorsqu'un homme veut se donner le genre de mort dont nous parlons, il est obligé de mettre sous ses pieds quelque chose qui l'éloigne de la surface du sol, etc. Les assassins peuvent, pour en imposer, mettre au-dessous de leur victime une table ou une chaise renversée; c'est pourquoi on ne peut tirer aucune induction de cette circonstance. Mais si le pendu est renfermé dans un lieu clos, et qu'il soit évident que personne n'a pu sortir de la chambre après avoir commis le meurtre, c'est une raison de penser qu'il y a eu suicide et non assassinat. La certitude sera entière, si la clef de la porte est en dedans et à la serrure, ce qui prouvera qu'on ne s'est point servi d'une autre clef pour la fermer en dehors.

On s'informera d'ailleurs si cet homme avait quelque peine, quelque chagrin; s'il avait attenté à sa vie dans d'autres occasions; s'il avait tenu des propos qui y eussent quelque rapport; s'il était maniaque, mélancolique, etc.

On passera ensuite à la visite du cadavre; en conséquence, on examinera, 1°. s'il a été pendu pendant la vie ou après la mort. (*Voyez* l'article précédent.) On fera attention qu'il aurait pu être pendu après avoir été étranglé, ce qui pourrait se connaître à une double impression de la corde; celle qui l'aurait étranglé serait marquée de rougeur ou de lividité, et elle serait, selon toute apparence, circulairement horizontale; celle qui aurait servi à le suspendre serait sans rougeur ou lividité, et sa direction serait oblique des deux côtés derrière en montant à l'occiput. 2°. On visitera le derrière du col et de la tête, pour savoir s'il y a quelque meurtrissure qui pourrait être l'effet des coups qui lui auraient été donnés, ou d'une pression qui aurait été exercée sur ces parties, afin de serrer la corde; on trouvera sans doute alors le menton plus rapproché de la poitrine. 3°. Dans les cas où le car-

tilage du larynx et la peau du cou seraient
très-endommagés , on observera si le pendu
a pu s'élancer de bien haut, ou s'il n'avait autour de lui qu'un escabeau ou quelque autre
chose de peu de hauteur. 4°. Il est bien peu
ordinaire qu'un homme soit pendu par un seul
et même par plusieurs, sans s'être défendu ,
et conséquemment sans avoir été meurtri sur
quelque autre partie du corps, on visitera par
conséquent très-scrupuleusement toutes les
parties. Dehaën parle cependant d'un suicidé
qui, avant de se pendre, s'était fait plusieurs
meurtrissures à la figure.

ARTICLE V.

*Sur la question de savoir si une personne qu'on
a tirée de l'eau morte, était morte ou vivante
lorsqu'elle y a été jetée.*

Une personne qui s'est noyée meurt du
même genre de mort que si elle eût été étranglée ou suffoquée. Si elle vit lorsqu'elle tombe
dans l'eau, elle peut, par une inspiration dernière qu'elle fait en se noyant , faire pénétrer
un peu d'eau dans les poumons, laquelle étant
agitée et mêlée avec l'humeur bronchique par
la dernière expiration , peut donner l'écume
qui se présente aux narines.

12

La plupart, ou, pour mieux dire, presque tous ceux qui ont parlé des noyés, ont donné, comme un signe presque essentiel à la mort de ces personnes, l'apparition de cette écume. Dehaën, ayant voulu s'en assurer par lui-même, a observé que cela n'arrive pas toujours. Je puis affirmer avoir vu des noyés qui très-certainement étoient tombés dans l'eau vivans, chez lesquels je ne découvris pas la moindre trace de cette écume. Voulant me rendre raison de cette différence, je crus que cela ne pouvait provenir que de la dernière espèce de mouvement de respiration que la personne faisait en plongeant dans l'eau. Je m'explique : si ce dernier mouvement était l'inspiration, l'eau pénétrerait dans les poumons, et bientôt l'expiration ayant lieu, quoique dans l'eau, l'air agiterait ce peu d'eau, et la réduirait en écume, en la mêlant avec l'humeur des bronches; si au contraire le dernier mouvement de respiration, en plongeant dans l'eau, était celui d'expiration, je pense que l'eau ne pénétrerait pas dans la trachée-artère, et que ne se faisant plus aucun autre mouvement d'air dans le poumon, l'écume ne devrait pas se former.

Le vulgaire pense que les noyés meurent à cause de l'eau qu'ils boivent, et qui, par con-

séquent, remplit leur estomac. Si ce préjugé
ne pouvait pas devenir funeste ou dangereux
pour ces malheureux, on pourrait se contenter
d'en rire, ou de le mépriser ; mais il y a tout
lieu de croire que cette erreur a fait un grand
nombre de victimes. En effet, cette idée a sug-
géré celle de pendre les noyés par les pieds ,
afin de procurer la sortie de l'eau par la bouche : de là il arrive qu'on s'oppose au dégor-
gement des vaisseaux cérébraux , ou , pour
mieux dire, qu'on y met le comble , et qu'on
tue des infortunés qu'on aurait pu rappeler à
la vie. Ce qui prouve que l'eau , qu'on pré-
sume être dans l'estomac, ne saurait être la
cause de la mort, c'est, 1°. que toutes les observations font voir que les noyés avalent
tout au plus une gorgée d'eau ; 2°. que quand
même ils en boiraient une pinte, cela ne saurait les tuer. En effet, quel est celui qui ignore
qu'on boit jusqu'à deux pots d'eau minérale
dans l'espace de trois heures ? Je suis fâché
d'être obligé de dire que j'ai vu deux personnes
de notre art, qui étaient imbues du préjugé
que je combats, et qui semble si facile à détruire.

Dehaën , après avoir rapporté des exemples, dont les uns prouvent que quelques
noyés ont eu de l'écume dans les bronches,

occasionnée par l'introduction de l'eau, et qu'il en a vu d'autres dans les poumons desquels il n'en a point trouvé, quoique les uns et les autres se fussent noyés vivans, ajoute avoir fait plusieurs expériences, d'après lesquelles il s'est assuré que l'eau peut s'insinuer dans les poumons des personnes jetées dans l'eau après leur mort. Tout cela peut aisément être conçu et expliqué. La trachée-artère étant toujours dilatée à cause des cerceaux cartilagineux dont elle est formée, l'eau doit y pénétrer facilement, si son orifice n'est pas bouché, ou par l'épiglotte, ou par toute autre chose; mais rien ne prouve que cette eau, dans pareilles circonstances, ait formé de l'écume, et il y a tout lieu de croire qu'il faut, pour cela, que l'air l'agite et la mêle avec l'humeur bronchique.

Les signes qui doivent nous faire connaître qu'une personne a été submergée vivante, sont donc les mêmes que ceux qui paraissent sur une autre qui aurait été pendue, étant également en vie. Ces signes sont : la figure livide, les poumons ainsi que le cerveau également gorgés de sang.

Si aucun de ces signes ne se rencontre, il est évident que la submersion n'a eu lieu qu'après la mort : dans ce cas, il faut examiner le corps, pour savoir quel a été le genre de mort. S'il avait été étranglé, on s'en apercevrait en examinant le cou ; pour lors si l'on voyait que la langue fût enflée, livide, et qu'elle sortît même de la bouche, on en concluait que la mort a été l'effet de la strangulation ; sinon il pourrait se faire que cette personne aurait été blessée, et que la plaie eût pénétré dans quelque capacité. Si la plaie était purement et simplement externe, il faudrait encore examiner si elle ne serait pas l'effet de quelque piquet que le corps aurait pu rencontrer, soit en tombant dans l'eau, soit lorsqu'on l'en a retiré.

En parlant des plaies, nous verrons à quels signes on peut distinguer une plaie sur le vivant, d'une autre faite sur le corps mort.

Il pourrait enfin arriver qu'une personne sujette à des attaques d'épilepsie ou d'apoplexie, se serait noyée pendant ou par l'effet d'une de ces maladies ; on s'informera si la personne était dans ce cas, et on pourra mieux s'en convaincre par les signes ou les marques qui les accompagnent.

Mais le cas le plus embarrassant est celui où un individu aurait été jeté dans l'eau après avoir été étouffé ; car, comme je viens de vous le faire remarquer, les signes de la suffocation sont les mêmes que ceux de la submersion. Si, dans ce cas, le cadavre ne nous présente aucune marque de violence, il est absolument impossible de reconnaître que le sujet était mort lorsqu'il a été jeté dans l'eau. Mais lorsque l'on trouve, avec les autres signes, la bouche remplie de salive écumeuse, on ne peut douter qu'il n'ait été noyé.

ARTICLE VI.

Du Méphytisme et des Morts subites.

On entend par méphytisme ou asphyxie proprement dite, l'action d'un air infecté ou d'un fluide aériforme qui est impropre à la respiration. Ces fluides aériformes sont : 1°. le gaz acide carbonique qui s'exhale du charbon allumé et des liqueurs en fermentation ; 2°. le gaz hydrogène sulfuré, fourni par certaines eaux stagnantes, qui reposent sur un sol composé de débris de végétaux en putréfaction ; 3°. le gaz ammoniacal provenant des substances animales décomposées, comme dans les latrines, à l'intérieur des tombeaux ou caveaux funéraires, etc. ; 4°. le gaz azote, l'un des principes constitutifs de l'air, qui, lorsqu'il se trouve séparé de l'autre principe (gaz oxigène), par quelque cause que ce soit, est également nuisible. L'effet commun de tous ces gaz est de déterminer un état de mort apparente qui ne tarde pas à être suivi de la mort réelle, lorsqu'on n'y apporte pas un prompt secours.

Rien n'est plus dangereux que d'être renfermé dans un lieu resserré et bien clos, où l'on tient allumé du charbon ou de la braise; la vapeur qui s'en dégage (gaz acide carbonique) affecte si subitement et si violemment le genre nerveux, que, sans l'avoir pressenti, on tombe quelquefois sans connaissance et comme mort, et si l'on n'est promptement secouru, on ne peut bientôt plus être rendu à la vie. Il faut en dire autant de tous les autres gaz que j'ai énoncés ci-dessus.

Il arrive quelquefois qu'une personne est trouvée morte dans sa chambre, ayant paru être en bonne santé la veille, sans jamais avoir éprouvé aucune attaque précédente à quoi l'on puisse attribuer cette mort. La police est instruite de cet événement; en conséquence des médecins sont appelés; c'est à eux de prononcer sur le genre de la mort, de faire connaître si elle est l'effet du poison, du méphytisme ou de toute autre cause. Dans cette circonstance, voici de quelle manière on doit se conduire.

On s'informera d'abord si on a tenu du charbon allumé ou de la braise dans la chambre; si c'est dans la saison des vendanges, on demandera si dans le lieu où loge la personne asphyxiée, il n'y aurait pas quelque amas de vendange en fermentation, ou bien enfin si elle n'était pas trop à portée de respirer quelqu'une des vapeurs dont nous avons parlé. On passera ensuite à l'examen du corps. Voici quels sont les effets sensibles que le méphytisme produit.

1°. Les vaisseaux sanguins en général, et surtout ceux du cerveau et des poumons, sont très-pleins de sang, ainsi que les oreillettes et les ventricules du cœur, principalement le ventricule droit; 2°. le corps conserve très-long-temps sa chaleur, quelquefois même elle est plus considérable que dans l'état de santé: on a vu des cadavres qui sont restés chauds pendant plus de trente heures; 3°. les membres sont très-flexibles long-temps après la mort; 4°. l'épiglotte se trouve relevée, et la langue d'une telle épaisseur qu'à peine la bouche peut la contenir; 5°. les chairs sont très-mollasses, et elles se déchirent comme si elles commençaient à se pourir; 6°. les yeux conservent leur éclat deux ou trois heures après la mort, et sont très-brillans; 7°. le

visage est gonflé et plus rouge qu'à l'ordinaire;
8°. on trouve des épanchemens, des sérosités
sanguinolentes dans les cavités du corps, surtout dans les ventricules du cerveau, dans les
bronches du poumon, dans le péricarde ;
9°. le sang est noir, écumeux, et si fluide,
qu'il coule avec facilité dès qu'on fait la moindre piqûre.

D'après ces signes, que j'ai recueillis d'un
mémoire de M. Portal, je pense qu'il sera aisé
de reconnaître ce genre de mort.

Il arrive quelquefois des morts subites qui
excitent la vigilance des agens de la justice,
et qui par conséquent deviennent l'objet de
la médecine légale. Il faut donc être bien instruit de toutes les causes qui peuvent les produire. Ces causes sont en général celles qui
agissent plus ou moins violemment et immédiatement sur les organes des fonctions que
les physiologistes appellent vitales. Ce sont
donc, 1°. tout ce qui peut exciter un affaisse-
ment du cerveau, soit partiel, soit total et
prompt; tel fut le coup que reçut à la tête le
criminel, dont parle Littre, en se précipitant
contre un des murs de sa prison ; telle serait
encore une compression de ce même viscère
par un épanchement de sang ou autres humeurs dans ses ventricules, ou dans sa sub-

stance, ou bien par un enfoncement de quelque os du crâne; un engorgement considérable des vaisseaux de cette partie, comme dans les apoplexies foudroyantes.

2°. Les causes qui peuvent arrêter ou suspendre la circulation du sang, comme la paralysie partielle du cœur, l'existence d'un polype dans l'un de ses ventricules, ou dans les gros vaisseaux qui en partent; la rupture de quelque gros vaisseau sanguin, ou celle d'un anévrisme; la présence d'une tumeur ou d'un corps étranger qui comprimerait assez un vaisseau principal pour arrêter la circulation dans un organe essentiel à la vie, etc.

3°. Enfin les obstacles qui s'opposent plus ou moins subitement au libre passage de l'air dans le poumon, comme une matière trop gluante qui obstruerait la trachée-artère, ou les commencemens des bronches, une tumeur extérieure qui comprimerait ou boucherait totalement ces canaux aériens.

Ces causes ne sont pas les seules qui peuvent nous priver subitement de la vie; il en est encore d'un autre genre, qui seules peuvent opérer ce funeste effet, et encore plus efficacement, si elles se joignent à celles dont je viens de vous faire l'énumération. J'entends parler des passions violentes de l'ame. En traitant de l'hygiène, je vous ai exposé les effets de ces affections ; mais je ne ferai mention ici que de celles qui peuvent tuer d'une manière subite et inattendue.

Les passions dont il s'agit, sont une violente colère et une joie excessive, surtout si celle-ci succède à un chagrin qu'elle devait faire cesser ; tel fut le cas de la femme spartiate qui mourut subitement à la vue d'un fils chéri qui arrivait de l'armée, où elle croyait qu'il avait été tué. La colère est sans contredit la passion la plus cruelle : elle cause des mouvemens si désordonnés et dans le système nerveux et dans la circulation, qu'on a vu des apoplexies mortelles produites par cette passion. Je pourrais en citer plusieurs exemples, et invoquer l'autorité de plusieurs auteurs du premier mérite, si je le croyais nécessaire. La colère produit quelquefois des sugillations, des hémorragies, une grande dilatation du cœur ; d'autres fois elle est suivie d'inflammation locale, de vomissemens, de diarrhée, de jaunisse, etc. Voilà ce dont vous devez être instruits, relativement à la médecine légale.

Il est inutile que je m'étende plus au long sur ce sujet ; il suffira que je dise que, dans des circonstances de cette nature, il ne faut pas seulement énoncer dans les rapports, qu'il ne paraît sur le corps aucun sévice auquel on puisse attribuer la mort : il pourrait encore rester quelque soupçon dans l'esprit des juges ou du public; il convient donc de leur dire et de prouver même quelle est la véritable cause, si l'on peut la connaître ; c'est une justice qu'on doit à l'innocence.

Dans cette vue , on emploiera tous les moyens pour découvrir la vérité. On s'informera en conséquence du caractère de la personne, des maladies auxquelles elle était sujette ; si elle avait eu quelque discussion où elle se fût fortement mise en colère, ou si elle avait été agitée de quelqu'autre passion violente.

Ensuite on ouvrira le crâne et la poitrine, pour bien examiner les viscères que ces cavités renferment, et on observera s'il y a quelques dérangemens tels que je les ai indiqués.

ARTICLE VII.

Sur les Effets de la Foudre.

Après un orage, on trouve une personne morte dans un champ, sur une route, dans une maison ou ailleurs. Des médecins sont

appelés afin de décider quelle a été la cause
de la mort.

Les traces laissées par la foudre, lorsqu'elle
a pénétré dans le corps d'une personne, sont
quelquefois très-difficiles à découvrir ; tantôt
elle s'insinue par les ouvertures naturelles,
tantôt par une plaie qu'elle fait et qui est à
peine sensible, tandis que les ravages qu'elle
cause intérieurement sont horribles ; il arrive
enfin, dans d'autres occasions, qu'elle tue en
passant près des personnes sans les toucher
en apparence ; dans ce dernier cas, elle paraît
agir comme le méphytisme.

Les effets que la foudre produit, sont quelquefois si différens, qu'on aurait la plus grande
peine à se le persuader, si nombre d'observations, munies du sceau de la plus exacte vérité,
ne le confirmait ; tantôt, pénétrant entre la
peau et la chemise, elle sillonne le corps sans
donner la moindre atteinte à la chemise ; tantôt c'est la chemise qui est brûlée sans que les
habits soient endommagés ; on l'a vue fondre
la lame d'une épée sans brûler le fourreau, etc.
Lors même qu'elle ne tue pas, elle produit des
contusions sous l'apparence de taches noirâtres : ce sont autant d'escarres, qui laissent,
après leur chute, des ulcères plus ou moins
rebelles ; et ce qu'il y a de plus surprenant,

c'est que, dans ce cas, bien loin que le corps fût affoibli, les personnes se sentaient plus de force (1).

Il faut, pour se convaincre de ce genre de mort, employer la plus grande attention, et faire d'exactes recherches, afin de s'assurer des marques que la foudre aura laissées ; l'orage qui aura eu lieu sera d'abord une grande présomption pour croire qu'il est la cause de cette mort. Je me contenterai, au surplus, de vous faire part d'un rapport à ce sujet, après vous avoir rappelé ce que dit sur cette matière A. Paré. Il remarque que tout corps frappé par la foudre a l'odeur du soufre (2), et il prétend même que cette odeur fait que ni les chiens, ni les oiseaux, n'osent s'approcher des corps foudroyés ; il ajoute que quelquefois la partie frappée de la foudre n'est pas entamée,

---

(1) *Voyez*, à ce sujet, une observation consignée dans le Journal de Médecine, tome 47, p. 316, donnée par un homme de mérite et savant, qui en était lui-même le sujet.

(2) Cette odeur de soufre, qui doit entrer pour beaucoup dans le nombre des preuves des effets de la foudre, est encore confirmée par une observation consignée dans le Journal de Médecine, tome 64, p. 434. On peut également y voir bien détaillés les symptômes du méphytisme excités par la foudre.

tandis que les os que cette partie recouvre
sont brisés. Il dit enfin que la partie est plus
froide que dans l'état naturel : une pareille
observation avait été déjà faite par Pline. Je
suis bien éloigné cependant de donner toutes
ces assertions comme vraies.

Rapport sur l'état d'un Corps frappé de la Foudre.

Rapporté par moi, maître chirurgien-juré
au bourg de Lonjumeau, qu'en vertu de l'ordonnance de M. le prevôt au siége dudit bourg,
j'ai vu et visité le corps de feu Martin Josier,
dit Lavalée, âgé de....

J'ai observé d'abord qu'il exhalait une odeur
sulfureuse, et lui ai ensuite aperçu sur le haut
de la tête un endroit plus froid que le reste du
corps ; ce qui m'ayant porté à examiner plus
soigneusement ledit endroit, j'y ai trouvé
nombre de poils brûlés et réduits en poussière, de la largeur d'un écu de six francs,
et au-dessous une petite ouverture de figure
ronde, entourée d'un cercle noirci, pénétrant
comme une escarre dans toute l'épaisseur des
tégumens ; puis, ayant introduit ma sonde
dans cette ouverture, j'ai trouvé le crâne per-
foré.... ; sur quoi, après avoir dilaté les tégumens, j'ai reconnu que le crâne était percé
sur le milieu de la suture sagittale ; après cela

j'ai scié le crâne, et j'ai découvert que, tant la dure et pie-mère, que toute la substance du cerveau, étaient dissoutes en forme de bouillie délayée dans une liqueur noire; enfin, en examinant la base du crâne, j'ai aperçu un trou dirigé obliquement de la selle de l'os sphénoïde, vers l'os du palais du côté droit, que j'ai trouvé percé ; j'ai trouvé de plus deux dents canines brisées en menues parties, et le muscle orbiculaire des lèvres tout noir et corrompu en dedans : toutes lesquelles observations font voir clairement que ledit Josier a été frappé de la foudre...., pendant l'orage qu'il a fait ce matin. Fait audit bourg de Lonjumeau, le 26 juin 1680.

ARTICLE VIII.

Des Combustions humaines.

Parmi les causes de mort qui peuvent donner lieu à un examen juridique, et exiger que les gens de l'art soient consultés et fassent leur rapport, il en est une dont je ne dois pas omettre de faire mention, quoiqu'elle paraisse fort extraordinaire et qu'on puisse être tenté de la révoquer en doute : c'est la combustion pour ainsi dire spontanée du corps humain, combustion qui entraîne la mort en détruisant tous les ressorts de l'économie animale, en réduisant en cendres tous les organes, et tous les tissus, du moins pour la plus grande partie.

Quoique les exemples de cette sorte de combustion soient assez rares, il en existe cependant un certain nombre qui sont bien avérés (1); tel est celui dont il sera fait mention dans le rapport que je vous donnerai pour modèle à la fin de cet article. Tel est encore celui que rapporte Lecat dans un mémoire *sur les incendies spontanés*, et dont le sujet était une femme très-adonnée aux liqueurs spiritueuses, laquelle fut trouvée la nuit, consumée dans sa cuisine à un pied et demi de l'âtre du feu. « Une partie de la tête seule- » ment, une portion des extrémités inférieures, » et quelques vertèbres avaient échappé à » l'embrasement. Un pied et demi du plan- » cher sous le cadavre avait été consumé; un » pétrin et un saloir, très-voisins de cet incen- » die, n'en avaient reçu aucun dommage». Cet accident donna lieu à un acte d'accusation contre le mari, et à un procès très-désagréable qui entraîna la perte de sa fortune.

Il convient donc de bien examiner quelles

---

(1) M. Lair a recueilli ces faits dans une petite brochure intitulée : *Essai sur les Combustions humaines*, in-12, 1800.

sont les circonstances de ce genre de mort,
afin de ne pas s'y tromper, et de pouvoir
éclairer les juges sur l'innocence de ceux à qui,
dans un cas semblable, on imputerait la mort.

Il résulte du rapprochement et de la comparaison des différens cas de combustions humaines recueillis dans les auteurs; 1°. que les
personnes qui en ont été les victimes, faisaient
depuis long-temps abus des liqueurs spiritueuses; 2°. que la combustion n'a eu lieu que
sur des femmes, et des femmes pour la plupart
très-âgées; 3°. que leur corps a été brûlé, non
pas spontanément, mais accidentellement, et
souvent par une cause de combustion très-
légère, comme une chandelle allumée, une
braise, une étincelle; 4°. que les extrémités du
corps, tels que les pieds et les mains, ont été
communément épargnées par le feu; 5°. que
les objets combustibles qui étaient en contact
avec les corps humains dans le moment où ils
brûlaient, ont souvent aussi été épargnés ou
du moins peu endommagés; 6°. que la combustion des corps a laissé pour résidu des
cendres grasses et fétides, une suie onctueuse,
puante et très-pénétrante (1).

Je n'ai plus que deux remarques à faire sur

---

(1) Lair, ouvrage cité page 37 et suiv.

les combustions humaines : la première, c'est que c'est un cas véritablement peu commun et contraire à ce qui s'observe le plus ordinairement ; car lorsqu'une personne tombe dans le feu, la brûlure donne lieu seulement ou à la rubéfaction de la peau, ou à des phlyctènes, ou à des escarres gangréneuses, quelquefois à ces trois accidens en même temps, mais jamais, du moins pour l'ordinaire, la combustion ne s'étend aux parties voisines, et n'est portée au point de les réduire en cendres.

La seconde remarque qui est une suite de la précédente, c'est qu'il est impossible de supposer, lorsqu'on trouve les restes d'un cadavre brûlé avec toutes les circonstances dont nous avons parlé, que ces phénomènes sont le résultat d'une incinération ordinaire faite par des assassins pour dérober la connoissance de leur crime. Il faut beaucoup de combustibles pour brûler un corps, et il est rare que la combustion des os soit jamais complète.

Rapport sur un cas de Combustion humaine.

Requis le 5 du mois de juin 1782, par MM. les gens du roi, pour faire le procès-verbal de l'état dans lequel se trouvait mademoiselle Thuars, qu'on me dit avoir été brûlée, j'ai observé ce qui suit. Le cadavre avait le som-

met de la tête appuyé contre l'un des chenets,
à dix-huit pouces du contre-feu; le reste du
corps était obliquement placé devant la che-
minée : le tout n'était plus qu'une masse de
cendres; les os même les plus solides avoient
perdu leur forme et leur consistance; aucun
n'était reconnoissable, excepté le coronal, les
deux pariétaux, deux vertèbres lombaires,
une portion du tibia, et une portion de l'omo-
plate; encore ces os étaient-ils tellement calci-
nés, qu'ils se réduisaient en poussière par une
faible pression : des deux pieds, le droit fut
trouvé entier et enflammé à sa jonction dans
sa partie supérieure; le gauche était plus brûlé.
Il faisait froid ce jour-là; cependant on n'aperçut dans le foyer que deux ou trois petits morceaux de bois d'un pouce de diamètre, brûlé
dans leur milieu. Aucun meuble de l'appar-
tement n'était endommagé. La chaise sur laquelle la demoiselle Thuars paraissait avoir
été assise, se trouvait à un pied d'elle et absolument intacte. Je crois devoir observer que
cette demoiselle était extrêmement grasse,
qu'elle était âgée de soixante et quelques années, très-adonnée au vin et aux liqueurs;
que le jour même de sa mort elle avait bu trois
bouteilles de vin, et environ un demi-setier
d'eau-de-vie. et que enfin la consomption du

cadavre a eu lieu en moins de sept heures,
quoique, selon les apparences, rien n'ait brûlé
autour du corps que les vêtemens (1).

CHAPITRE IV.

Des Maladies et Infirmités qui peuvent être l'objet de la Médecine judiciaire.

MON intention n'est pas de vous entretenir
de toutes les maladies qui font l'objet de la
médecine politique ou hygiène générale : je
me contenterai de vous parler de celles qui
servent souvent de prétexte ou de motif à des
plaintes, réclamations, ou excuses auprès des
tribunaux ou des autres autorités constituées.

Comme en réclamant votre ministère, on
exigera de vous, non-seulement que vous dé-
clariez quelle est la maladie en question, mais
encore que vous fassiez connaître si elle est
contagieuse ou non, si elle est accompagnée
d'un certain danger, si elle est curable ou incurable, il est important que vous soyez instruits de tous ces objets, et c'est à quoi ce chapitre sera consacré.

---

(1) Journal de Médecine, tome 59, page 140.

Pour mettre plus d'ordre dans ce que j'ai à dire, je le diviserai en trois articles : dans le premier, je traiterai des maladies contagieuses; dans le second, des maladies ou infirmités désagréables qui peuvent mettre obstacle à l'exercice de certains devoirs ou de certaines fonctions; dans le troisième, je m'occuperai des maladies simulées ou imputées : chacun de ces genres de maladies offre des considérations particulières.

ARTICLE PREMIER.

Des Maladies contagieuses.

On appelle maladies contagieuses, celles qui se communiquent d'un individu à un autre, ou se propagent d'un lieu à un autre lieu plus ou moins éloigné.

De ces maladies, les unes se communiquent seulement par *contact immédiat,* telle est la maladie vénérienne; les autres sont transmises à une certaine *distance* et par *contact médiat,* comme la peste qui est toujours portée des pays orientaux en Europe par les marchandises qu'on y transporte. L'air est-il aussi un moyen de transmission des miasmes contagieux? c'est ce qui n'a pas encore été bien déterminé, mais ce qui dans tous les cas ne peut avoir lieu que dans des limites fort peu étendues.

On pourrait établir trois classes de maladies contagieuses; la première comprendrait les maladies épidémiques qui sont toujours aiguës, accompagnées de fièvre, et qui affectent à la fois un grand nombre d'individus dans une même contrée; telles sont la peste, la fièvre jaune, la fièvre d'hôpital, la rougeole, la petite vérole, etc. La seconde renfermerait les maladies contagieuses proprement dites, ou celles qui se transmettent uniquement par le contact, savoir, la syphilis, la gale, la teigne, etc. Enfin dans la troisième seraient rangées les maladies héréditaires, comme le cancer, les scrophules et la phthisie pulmonaire. Cette division serait d'autant plus avantageuse dans un traité de médecine politique, que les mesures de police qui conviendraient pour une de ces classes, ne seraient pas celles qu'il faut employer pour une autre. Mais comme je l'ai dit, je ne me propose pas de traiter à fond cette matière, c'est pourquoi je ne parlerai pas des maladies épidémiques, et je n'établirai aucune subdivision entre les autres maladies contagieuses ou héréditaires.

§. Ier. *De la Gale.*

Il est des cas où la gale est un motif qui fait recourir à l'autorité de la justice ou des tribunaux. Un homme alla un jour se présenter pour domestique et fut accepté; il était actuellement atteint de la gale, et se donna bien de garde de le déclarer; le maître s'en étant aperçu, lui signifia qu'il se rétractait de la promesse qu'il lui avait faite de le prendre à son service. Celui-ci voulut le forcer à la lui tenir, et eut recours aux magistrats, en niant qu'il eût la maladie qu'on lui attribuait. Un officier de santé fut appelé pour décider s'il avait la gale; et ayant constaté l'existence de cette maladie, le prétendu maître fut autorisé à ne pas tenir la convention faite.

Dans les grands établissemens, dans les armées, etc. on doit faire bien attention si quelques individus n'ont pas la gale, car ils ne tarderaient pas à la communiquer à ceux qui sont avec eux. Pringle rapporte (*Maladies des armées*), qu'elle s'était ainsi répandue en peu de temps parmi les troupes anglaises.

Il est donc bien important de posséder le diagnostic de cette fâcheuse incommodité, afin de ne pas la confondre avec quelques autres éruptions qui ne sont pas de la même nature.

Voici quels en sont les principaux signes :

La gale commence par des boutons plus ou moins gros qui ne changent pas la couleur de la peau, et, qui bien loin d'avoir la forme d'une ampoule, comme quelques auteurs l'ont dit, sont au contraire, durs et d'une figure conique. Bientôt après qu'ils ont paru, il se forme une petite pustule à leur pointe; ils sont suivis et même annoncés par une démangeaison plus ou moins inquiétante qui oblige à se gratter; la pustule s'ouvre, il en sort une humeur limpide naturellement roussâtre, et quelquefois rendue un peu sanguinolente par du sang que la rupture de quelque vaisseau capillaire laisse échapper. Cette humeur, en se répandant, enflamme le tubercule, augmente le prurit, et contribue, par son âcreté, à irriter les intervalles, à multiplier les boutons et à former des croûtes.

A ces premiers caractères, on peut en ajouter un presque essentiel, d'après l'observation de tous les praticiens : qui est, que la gale n'attaque jamais la face ni le crâne, et, que si elle se répand dans presque tout le reste de la surface du corps, elle affecte plus particulièrement et d'une manière toujours plus forte l'intervalle des doigts, le tour des poignets, les plis des bras, des jarrets et les aisselles.

On la distingue généralement en deux espèces : l'une dont les pustules sont petites,
que quelques auteurs appellent *canine*, et que
d'autres nomment *gale sèche*, parce qu'elle
suppure moins que l'autre, à laquelle ils donnent le nom de gale humide, parce que les
boutons qui sont plus gros suppurent plus
abondamment. La première est communément plus difficile à guérir que la dernière.

J'avoue qu'il y a d'autres éruptions à la peau
qui ont, à certains égards, une si grande
ressemblance avec la gale, que, si l'on n'y
fait pas la plus sérieuse attention, on peut
quelquefois les confondre. Mais si l'on compare tous les caractères de la gale avec ceux
des autres éruptions, on se convaincra bientôt de la vérité. En effet, les dernières affectent indifféremment toutes les parties du
corps, ce que la gale ne fait point : la plupart sont *fugaces;* elles paraissent et disparaissent alternativement; ou, pour mieux
dire, les boutons disparaissent dans un point
pour être remplacés dans un autre. S'ils
viennent à maturité, la pustule les comprend
dans toute leur étendue; au lieu qu'il n'y a
d'abord que la pointe des boutons de la gale
qui abcède. La saignée procure une plus abondante éruption de la gale, et elle dissipe au

contraire celle des autres affections cutanées.

Tout le monde sait que la gale est très-contagieuse, tant par *contact médiat* que par *contact immédiat ;* et il ne peut pas y avoir le moindre doute à cet égard. Si vous êtes consultés pour cette maladie, cherchez avec soin si les symptômes que je viens de vous exposer se rencontrent. S'il vous reste quelque incertitude, demandez du temps ; contentez-vous de donner la chose comme douteuse : conseillez la saignée ; proposez quelque tisane qui pousse à la peau ; de la fleur de soufre prise intérieurement : voilà le moyen d'acquérir la certitude que vous cherchez.

§. II. *De la Teigne.*

La *teigne* est une maladie particulière à la tête, et elle ne paraît ordinairement que dans la partie chevelue du crâne ; on l'a vue quelquefois cependant affecter les sourcils et quelque point de la barbe ; mais cela est fort rare, et n'arrive peut-être même que lorsque la matière qui découle des petits ulcères qui la constituent est portée sur l'une ou l'autre de ces parties, soit avec les doigts, soit de quelque autre manière.

Astruc fait observer que quoique le mot *teigne* soit le terme français généralement reçu, néanmoins il y a des pays où on l'appelle *rache* ou *rasque* ; dans le mien on la nomme *teigne*, et l'on donne le nom de *rache* aux croûtes de lait.

Cette maladie peut donner lieu aux mêmes discussions que la gale, et elle n'exige pas moins que celle-ci l'attention vigilante de ceux qui sont chargés d'inspecter les établissemens où un grand nombre d'individus et surtout d'enfans sont réunis.

Voici les caractères propres à la teigne : d'abord il paraît sur la partie qui en est attaquée de petits boutons milliaires qui fournissent bientôt une humeur plus ou moins abondante, d'une couleur naturellement roussâtre, qui, en séchant, forme des croûtes blanches, grisâtres ou rougeâtres, suivant que l'humeur est mêlée de plus ou de moins d'humeur sébacée, ou d'un peu de sang par la rupture de quelque petit vaisseau que le malade déchire en se grattant ; ces boutons entourent ou comprennent, pour la majeure partie, dans leur centre, un cheveu ; les croûtes sont plus ou moins épaisses ; quelquefois elles ressemblent à du son.

Si l'on détache ces croûtes, voici ce qui paraît sur la peau. Lorsqu'elles ressemblent à du son, la partie n'offre aucune ouverture sensible; tout au plus, la peau paraît un peu animée. Si les croûtes sont épaisses, on aperçoit des trous à la peau qui sont plus ou moins considérables et profonds en proportion de l'acrimonie et de l'abondance de la matière; quelquefois ces creux forment des ulcères plus ou moins étendus et douloureux. Ces ulcères n'occupent, dans le commencement, que quelques points; mais ils s'étendent peu à peu et finissent par envahir tout le cuir chevelu; les cheveux se dessèchent, changent de couleur, et tombent; en sorte que la tête devient chauve si l'on n'y remédie.

On pense assez généralement que la teigne est une maladie purement locale, et j'adopterais d'autant plus volontiers cet avis, que sur un nombre très-considérable de teigneux que j'ai su avoir été traités sans aucune préparation ni précaution subséquente, je n'en ai vu qu'un qui, à la suite de ce traitement simplement externe, ait eu des accidens consécutifs, et qui pussent être attribués à une humeur répercutée; tous les autres ont paru radicalement guéris.

Le savant M. Bosquillon dit (1) que cette maladie suit quelquefois les variétés des sai-

---

(1) Traité des Ulcères, par Bell.

sons; qu'elle se modère, et disparaît même fréquemment le printemps et l'été, pour s'aggraver et revenir l'automne ou l'hiver.

La plupart des auteurs (1) en admettent plusieurs espèces; mais le plus grand nombre convient que ce ne sont que des degrés relatifs à l'âcreté de l'humeur, ou à l'ancienneté de la maladie; ce qui paraît très-vraisemblable.

On ne peut guère confondre la teigne qu'avec les croûtes de lait; mais les croûtes de lait n'entament jamais la peau, qui reste toujours intacte, quoique les enfans, qui sont seuls sujets à cette incommodité, se grattent et fassent tomber les croûtes qui en résultent, jusques à faire sortir beaucoup de sang. Les croûtes de lait ne détruisent jamais ni ne dégradent les cheveux; ce qui s'observe le plus souvent par la teigne. Elles paraissent très-ordinairement à la figure et même sur les autres parties du corps dépourvues de poils, ce que ne fait jamais la teigne. De plus, les croûtes de lait sont le plus souvent accompagnées de la présence des poux. La teigne coïncide très-rarement avec cette indisposition, et jamais lorsqu'elle est humide ou ancienne. Les croûtes de lait guérissent ordinairement

____

(1) *Idem*, et Astruc, Traité des Tumeurs.

la seconde ou la troisième année après la naissance, à moins qu'elles ne soient compliquées de quelque vice; au lieu que la teigne, livrée à elle-même, résiste long-temps, ou bien ne fait que s'affaiblir ou disparaître, comme le prétend M. Bosquillon, pour revenir ensuite.

J'ai vu des jeunes gens de dix ou douze ans, qui étaient attaqués d'une autre éruption croûteuse, plus ou moins humide, à la tête, laquelle leur était survenue à l'âge de huit ou neuf ans. Ce pouvait être l'effet d'une dépuration retardée, ou bien, ce qui me paraît plus vraisemblable, c'était uniquement l'effet de leur négligence à soigner leur tête, et de l'accumulation de la crasse qui, devenant acrimonieuse et comme caustique, irritait la peau. Ce mal est toujours accompagné d'une énorme quantité de poux qui incommodent beaucoup l'enfant et le provoquent à se gratter. Les soins de propreté font bientôt disparaître ces deux affections.

Lorsqu'on est consulté pour savoir si une personne a la teigne, on doit s'informer si elle n'en fréquente pas d'autres qui sont affectées de cette maladie : ce renseignement, joint aux indices que fournit l'inspection de la tête, mettra à même de prononcer avec certitude sur l'existence ou la non existence de la maladie en question, car on sait qu'elle se gagne avec une extrême facilité.

§. III. *Des Dartres*.

La dartre est une affection de la peau, qui cause plus ou moins de démangeaison, mais généralement moins que la gale. Voici à quoi on la reconnaît. Il paraît d'abord des petits boutons sur la peau, quelquefois même si petits, qu'à peine on peut les apercevoir; pour lors ils sont très-près les uns des autres, et il en exsude une humeur très-ténue et peu abondante, qui bientôt forme de petites écailles, ou plutôt une espèce de farine; ce qui a fait donner à cette espèce, ou, pour mieux dire, à ce degré, le nom de *dartre farineuse*. D'autres fois, les boutons sont plus apparens, et leur grosseur est à peu près celle d'un grain de millet: ce qui a fait nommer celle-ci *dartre milliaire*. Lorsque l'humeur qui en sort est abondante, elle se convertit en croûtes plus ou moins épaisses; c'est la *dartre croûteuse* ou *crustacée*. Si l'humeur est très-âcre, elle corrode la surface de la peau, et s'étend plus ou moins rapidement; on a donné à cette dernière le nom de *dartre rongeante* ou *vive*; quelquefois elle devient cancéreuse.

Les dartres sont plus ou moins contagieuses, suivant leur ancienneté et leur degré. Les farineuses le sont peu ; mais il serait toujours dangereux pour une personne saine de coucher habituellement avec une autre qui en serait attaquée, surtout dans un temps chaud, et si cette dernière transpirait abondamment.

Cette affection peut attaquer indifféremment toutes les parties du corps ; mais elle se montre principalement aux cuisses, à l'entre-fesson, aux bourses et autres parties où abondent les glandes sébacées et exposées aux frottemens ; quelquefois elle se présente par pelotons séparés, par plaques plus ou moins étendues, et ordinairement de figure ronde ; quelquefois les premières pustules qui sont au centre se dissipent, et la peau reprend son poli et sa couleur naturelle dans cet endroit, tandis que de nouvelles pustules se forment autour des premières, en sorte que la dartre prend une figure annulaire.

Il est indubitable que les dartres ont une cause particulière, et qu'elles sont produites le plus souvent par un vice spécifique ; ce qui en rend la guérison très-difficile ; c'est aussi pour cette raison qu'elles doivent être rangées parmi les maladies héréditaires. Mais il survient quelquefois des éruptions qui ont à peu

14

près les mêmes caractères , et qui sont cependant d'une nature differente ; telles sont entre autres les éruptions qui surviennent après une gale mal traitée : celles-ci se guérissent beaucoup plus aisément, surtout si l'on peut rappeler à la peau la gale qui a été répercutée. J'ai observé très-fréquemment que ces espèces de dartres, chez les femmes, paraissent principalement aux aréoles des mamelles, et même le plus communément.

Je vois un homme qui, à la suite de maux vénériens, avait essuyé plusieurs traitemens par les frictions, indépendamment de beaucoup d'autres remèdes mercuriaux pris intérieurement. Toute sa peau se couvrit d'éruptions d'apparence dartreuse. On prit ces éruptions pour un reste de vérole ; on eut encore recours aux traitemens mercuriels de toutes les espèces ; ce qui, bien loin de le guérir, ne fit qu'augmenter la désorganisation de la peau, au point qu'on le prendrait pour un lépreux. Il vit encore et jouit d'une assez bonne santé à l'âge de cinquante-quatre ans, et il donne des preuves que cette incommodité n'est pas contagieuse, puisque sa femme, bien loin d'avoir contracté cette maladie, a une très-belle peau, jouit d'une bonne santé et d'un embonpoint avantageux. Il est donc hors de doute

que ce n'est que le produit d'une désorganisation de la peau, qui doit être regardée comme
un filtre à travers duquel l'humeur transsude,
pour former les écailles dont il est couvert,
sans avoir aucun vice dangereux ni contagieux.

Il est encore une autre espèce d'éruption
analogue aux dartres , et qui est l'effet de
quelque substance âcre, appliquée sur une
partie, ou bien de quelque insecte plus ou
moins venimeux. Cette éruption est bornée à
la partie qui a éprouvé ces sortes de contacts,
et qui guérit assez facilement , sans qu'il soit
nécessaire d'employer de remèdes internes.

L'humeur dartreuse peut aussi donner lieu,
par le contact, à une semblable éruption, en
bornant ses effets à la partie sur laquelle elle
agit. J'ai vu, par exemple, plusieurs personnes
très-saines qui, après s'être fait raser ont eu
le désagrément d'avoir la figure couverte de
boutons dartreux. Cela m'est arrivé à moi-
même. Le rasoir qu'on avait pris pour me
faire la barbe, avait servi auparavant à raser
quelqu'un qui avait des dartres croûteuses au
visage et sur différentes parties du corps. Je
fus dix mois sans pouvoir me raser, et je fus
obligé, pendant tout ce temps, de couper ma
barbe avec des ciseaux. Les remèdes internes

dont je crus d'abord devoir faire usage furent complétement inutiles et je les abandonnai. Je repris ma manière de vivre accoutumée; je me servis de quelques cosmétiques, et ce fut seulement alors que mon mal disparut.

Il n'est pas rare de voir parmi les paysans des éruptions dartreuses qui cèdent à un traitement purement externe, et sans donner lieu à aucune suite fâcheuse.

§. IV. *Des Maladies vénériennes.*

Personne n'ignore que la vérole est contagieuse. Elle peut aussi être héréditaire : c'est ainsi que des enfans apportent, en venant au monde, ou présentent quelques jours après leur naissance, des symptômes syphilitiques ; soit qu'ils aient contracté l'infection vénérienne dans le sein de leur mère ; soit qu'elle leur ait été communiquée au passage par le contact de quelque humeur provenant d'un ulcère ou d'un écoulement de cette nature. Mais le plus ordinairement cette maladie est acquise, et elle est le résultat du commerce d'un individu sain avec un individu infecté. Une nourrice peut aussi la communiquer par l'allaitement à son nourrisson, ou la recevoir de lui. Enfin elle peut être, en quelque sorte, inoculée par le contact de la matière syphilitique sur la

peau dépourvue d'épiderme : des accoucheurs
et des sages-femmes l'ont contractée de cette
manière, lorsqu'ayant quelque écorchure aux
doigts, ils se sont exposés à toucher les parties
naturelles de femmes qui étaient atteintes de
la vérole.

Il peut se présenter diverses questions mé-
dico-légales au sujet des maladies vénériennes.
Il s'agit, par exemple, d'un mariage ; l'un des
deux individus a eu autrefois une maladie vénérienne dont il a été traité ; mais il éprouve
certains symptômes qui lui font craindre de
n'avoir pas été radicalement guéri, et une délicatesse bien louable l'engage à ne pas conclure son mariage sans s'être assuré qu'il n'est
plus infecté du virus vérolique : première
question. Un autre, moins délicat, est soupçonné d'avoir un semblable vice, mais il ne
veut pas en convenir ; à quels signes recon-
naîtra-t-on si sa déclaration est véritable ? seconde question. Enfin, deux amans ou deux
époux sont attaqués de la syphilis ; vous êtes
consulté pour savoir lequel des deux l'a donnée à l'autre : troisième et dernière question.

Dans le premier cas, vous avez pour vous
éclairer la déclaration du sujet sur laquelle
vous pouvez compter ; vous savez par conséquent quelle est la nature des symptômes

qu'il a éprouvés, quelle a été leur durée, etc. Mais une autre connaissance qui vous manque quelquefois, et qui est cependant essentielle, c'est celle du traitement qu'on lui a fait subir : car ce n'est que par-là que vous pouvez juger si le vice vénérien a été radicalement détruit. Cependant, il est bon d'observer que la dose de mercure qui suffit ordinairement pour dompter ce virus, ne suffit pas dans tous les cas ; que dans d'autres la maladie ne peut être guérie que par les sudorifiques, et que l'association de ces moyens et leur combinaison avec plusieurs autres est quelquefois nécessaire. Mais si l'individu par lequel vous êtes consulté n'a présentement aucun symptôme vénérien ou qu'on puisse présumer tel, qu'il y ait déjà long-temps qu'il n'a éprouvé de symptômes semblables, et qu'il ait été traité par un homme instruit, ou d'après un procédé connu pour être efficace contre les affections syphilitiques, vous pouvez le rassurer entièrement, et certifier qu'il n'est point atteint du virus vénérien. Si au contraire les choses ne se présentent pas avec ce degré d'évidence, vous devez suspendre votre jugement ; et si le malade n'a point été traité méthodiquement, ou s'il reste quelque symptôme suspect, l'engager à subir un nouveau traitement. Il est probable que vous serez ensuite plus en état de prononcer, et que vous le pourrez faire d'une manière satisfaisante pour lui.

La seconde question, celle où il s'agit de distinguer une maladie vénérienne sur un sujet intéressé à la cacher, est beaucoup plus difficile. Il est vrai que, dans quelques cas, les signes de l'infection peuvent être tellement évidens, que la dénégation la plus absolue n'empêche pas de les reconnaître; mais ce n'est pas là ce que nous devons supposer. Il faut donc alors examiner bien attentivement les symptômes qui peuvent se présenter, en se rappelant les caractères distinctifs de ceux qui sont vénériens, et si le malade veut se soumettre à quelque traitement, lui faire prendre, s'il est possible, à son insu, quelque préparation mercurielle : dans ce cas, si les symptômes diminuent, on en pourra conclure, sans craindre de se tromper, qu'ils sont syphilitiques. Mais si le sujet n'offre aucun signe apparent du vice vénérien, il est absolument impossible d'en démontrer l'existence, quoique cependant il puisse réellement exister.

A l'égard de la troisième question, elle est encore plus difficile à résoudre que la précédente; j'en dirai néanmoins quelques mots après vous avoir exposé successivement les différens symptômes qui peuvent être occasionnés par le virus syphilitique. La connaissance de ces symptômes est absolument nécessaire au médecin légiste, soit pour décider les questions que je viens d'indiquer, soit pour prononcer sur d'autres objets qui sont également de sa compétence. Je puis vous citer, à ce sujet, la question du viol. Ne se peut-il pas, en effet, que celui qui commet un pareil attentat soit affecté de la maladie vénérienne, et qu'il la communique à la personne qui a été l'objet de sa passion brutale, ce qui serait une nouvelle preuve de son crime?

Symptômes vénériens.

Le vice vénérien donne lieu à différens symptômes ou à différentes maladies qui, pour l'ordinaire, se montrent isolément ; mais qui peuvent quelquefois se trouver réunis en plus ou moins grand nombre. Ce sont, la gonorrhée, les chancres, les bubons, les excroissances, les rhagades, les pustules et taches vénériennes, les exostoses et les douleurs ostéocopes. Examinons les caractères de chacune de ces affections en particulier.

1°. *Gonorrhée* ou *chaude-pisse.* — Cette maladie présente des différences chez l'homme et chez la femme. Chez le premier, elle affecte tantôt le canal de l'urètre, et tantôt la couronne du gland : dans ce dernier cas, on l'appelle *bâtarde*, dans l'autre, on la distingue en *sèche* et *humide*, suivant qu'elle est sans écoulement ou avec écoulement.

Quelques jours après qu'un homme sain a eu commerce avec une femme affectée de gonorrhée, il commence à éprouver un prurit à l'extrémité de la verge ; une humeur plus ou moins séreuse découle de l'urètre en petite quantité ; elle tache le linge un peu en jaune ; bientôt l'orifice du canal paraît enflammé, et la rougeur inflammatoire s'étend à environ une ligne tout autour de cet orifice. Le malade éprouve des picotemens à la fosse naviculaire, lesquels se propagent même un peu au-delà. La matière de l'écoulement devient plus épaisse, plus abondante et plus colorée. Les douleurs s'étendent peu à peu vers le col de la vessie : elles sont augmentées par le passage de l'urine qui fait éprouver dès le commencement un sentiment de cuisson.

Si l'on ne combat pas le mal, il va toujours croissant. Les douleurs deviennent plus vives, les érections plus fréquentes et plus pénibles ; pendant leur durée, le malade souffre considérablement, et sent comme une corde qui règne tout le long du canal : on appelle alors la maladie, *chaude-pisse cordée*. La verge ne peut pas s'étendre, et fait, pour ainsi dire, le cou d'oie ; pour lors la matière devient verte, et souvent elle est mêlée de sang. Si cette maladie est encore négligée, ou mal traitée, il arrive quelquefois que les urines ont de la peine à couler, et il s'ensuit souvent la dysurie, l'ischurie ou la strangurie, et des embarras dans le canal très-difficiles à guérir. Telle est la succession des symptômes, si la gonorrhée est abandonnée à elle-même.

Mais quelquefois l'irritation se communique aux glandes des aines, et il y survient une tumeur qu'on ne doit pas confondre avec le bubon proprement dit, et qui se dissipe ordinairement en même temps que la gonorrhée.

Dans d'autres cas, l'écoulement a lieu sans presque aucune douleur, et devient chronique ; mais il cesse de lui-même au bout d'un temps plus ou moins long.

Par un mauvais régime, une fatigue excessive, comme l'exercice des armes, une course forcée à cheval, il peut arriver que les testicules s'enflamment ; pour lors la chaude-pisse se supprime, et l'écoulement ne se rétablit que lorsque cette fluxion cesse.

La gonorrhée sèche a aussi son siége dans le canal de l'urètre; à l'écoulement près qui manque, elle présente les mêmes symptômes, mais plus violens. Elle est souvent suivie d'une inflammation et même d'abcès au périnée, ce qui rend le mal fort grave; une crevasse à l'urètre peut en être la suite, et de là une infiltration d'urine dans les bourses, etc.

Dans la gonorrhée bâtarde, l'inflammation attaque les glandes qui bordent la couronne du gland; il en suinte une matière plus ou moins épaisse, mais fort âcre, qui enflamme le prépuce, et cause bientôt un phymosis.

Je ne dois pas vous laisser ignorer qu'il y a chez l'homme d'autres écoulemens, qu'on prendrait mal à propos pour chaude-pisse. Voici ce qu'on lit dans le Traité des Maladies vénériennes de J. Hunter. « M. et Mme ....
» ont été mariés depuis plus de vingt ans.
» Pendant plusieurs années, Mme a été sou-
» vent incommodée des *fleurs blanches ;* le
» mari, lorsqu'il approche son épouse, à
» l'époque de l'écoulement, éprouve, pour
» l'ordinaire, une excoriation du gland et du
» prépuce, avec un écoulement considérable
» de l'urètre, accompagné de légères douleurs;
» ces symptômes durent en général très-long-
» temps, soit qu'on les traite comme une go-

» norrhée, ou comme une maladie de fai-
» blesse, etc. »

Cinq jeunes gens connurent une femme presque immédiatement l'un après l'autre. Le dernier seulement s'aperçut, le lendemain, d'un écoulement par l'urètre, mais sans douleur. Ses quatre compagnons l'assurèrent qu'ils n'avaient absolument rien éprouvé. Je conseillai à ce jeune homme une légère tisane ; en quatre jours tout disparut, et il s'est toujours bien porté depuis. La femme n'avait qu'une très-légère perte blanche, et n'a jamais éprouvé le moindre mal qui puisse être suspecté. Il y a apparence que ce ne fut chez le jeune homme en question qu'un affaiblissement des parties occasionné par sa trop grande ardeur, ainsi qu'il en convint.

J'ai eu occasion de voir un homme qui avait eu un commerce avec une femme incommodée de fleurs blanches très-âcres ; mais qui n'avaient rien de vénérien ; cet homme prit un écoulement abondant et qui lui causait de la douleur lorsqu'il urinait, mais qui disparut au bout de huit jours.

Tout cela doit vous obliger à prendre tous les renseignemens possibles avant de donner votre décision sur cet objet. Faites attention à la réputation et à la conduite des personnes pour qui ou par qui vous serez consultés, lorsqu'il s'agira surtout de ces gonorrhées non douloureuses et dont les accidens sont légers. Conseillez de légères tisanes, et suspendez votre jugement jusqu'à ce que la chose devienne plus claire : ce qui sera décidé par la durée de la maladie et des accidens.

Le siége de la gonorrhée chez les femmes paraît être le méat urinaire et la surface interne de la vulve et du vagin. Elles éprouvent comme les hommes, un écoulement d'abord séreux et presque sans couleur, puis épais et verdâtre, mais qui ne cause que peu ou point de douleur. Cette maladie n'occasionne pas non plus chez elles les mêmes accidens. Il est en général plus difficile à reconnaître, surtout lorsque le conduit de l'urine n'est point affecté ; car on sait que les femmes sont très-sujettes à un écoulement par le vagin, auquel on a donné le nom de fleurs blanches. Cette difficulté est d'autant plus grande, qu'il y a des femmes chez lesquelles cet écoulement est jaunâtre ou verdâtre, et cause aux parties des ulcérations douloureuses, ainsi que des pustules qui pourraient aisément en imposer. C'est avec raison que Hunter avoue qu'il n'y a guère, dans ces cas, qu'une confession sincère de leur part qui puisse nous faire prononcer avec certitude sur cet objet.

Quelques praticiens ont dit que les pertes blanches cessent lorsque les règles en rouge coulent ; et que, si l'écoulement est le produit d'une gonorrhée, il va toujours son train ; c'est très-certainement une erreur, et je pense que, si la connaissance des circonstances qui ont précédé l'apparition de l'écoulement ne vient à notre secours, nous ne pouvons qu'avoir des soupçons et rien de plus. Je crois néanmoins qu'il est un signe qui doit lever la difficulté : les fleurs blanches ne viennent que du vagin ; si, en comprimant l'urètre au moyen du doigt qu'on enfonce un peu haut dans le vagin et qu'on ramène peu à peu vers son orifice, on voit sortir l'humeur par le méat urinaire, et si le conduit est douloureux, surtout lorsque les urines passent, ce signe, joint aux symptômes généraux, peut suffire pour constater la réalité de la gonorrhée virulente.

2°. *Chancre.* — On nomme ainsi un ulcère apparent à l'extérieur qui affecte en général une forme arrondie, dont les bords sont un peu saillans, plus ou moins durs, et qui est recouvert d'une pellicule ou escarre grisâtre, qui, en se détachant, laisse apercevoir des chairs d'un rouge vermeil.

Le siége le plus ordinaire de cet ulcère est au gland, à l'entrée de l'urètre, au prépuce, au frein de la verge. Voici quel est l'ordre et la nature des symptômes qui le précèdent. Le malade ressent d'abord un prurit dans le point où le chancre doit paraître; bientôt il s'y forme un bouton plus ou moins gros, qui, peu de temps après, s'enflamme, se remplit de matière purulente, blanchit et s'ulcère en offrant l'aspect que je viens d'indiquer.

Le chancre est primitif ou consécutif. Le primitif paraît peu de temps après le coït, souvent au bout de deux ou trois jours, quelquefois un peu plus tard. Si on y apporte promptement remède, on prévient l'infection de la masse des humeurs, et la maladie purement locale se guérit très-promptement.

Le chancre consécutif paraît beaucoup plus tard, et à une époque où l'infection vénérienne est répandue dans toute l'économie. Il attaque indifféremment toutes les parties du corps, et se montre à la péau aussi bien qu'à la surface des membranes muqueuses. C'est à cette espèce de chancre qu'est due la destruction du voile du palais, quelquefois même celle de la voûte palatine, ou d'une partie du nez, du visage, etc.

3°. *Bubon* ou *poulain.* — C'est une tumeur

vénérienne formée par l'engorgement de quelque glande des aines. Comme il peut se former des tumeurs semblables, mais qui ne soient pas vénériennes, il serait très-difficile de connaître leur nature, si l'on n'était instruit auparavant de la conduite du malade qui en est attaqué : or, nous ne pouvons nous flatter de parvenir à cette connaissance, qu'autant que la personne est de bonne foi, et n'a aucun intérêt à cacher la vérité.

Le bubon vénérien peut être, de même que le chancre, primitif ou consécutif. Le premier paraît bientôt après le coït, et peut exister sans qu'il y ait encore infection générale.

Le bubon consécutif ou symptomatique, au contraire, ne se montre que plusieurs semaines, quelquefois plusieurs mois et même plusieurs années après un commerce impur ; ou bien il survient après un traitement infructueux qui n'a fait que pallier quelques symptômes primitifs : dans ce cas, le bubon est un vrai symptôme de la vérole universelle.

Les symptômes vénériens dont j'ai parlé jusqu'ici sont ceux qui se montrent le plus ordinairement quand l'affection est récente ; il me reste à vous exposer ceux qui caractérisent une vérole universelle ancienne.

4°. *Excroissances.* — Elles ont reçu différens noms suivant la forme qu'elles affectent; on nomme *poireaux* celles qui sont plus ou moins dures, longuettes, cylindriques et menues, et qui se montrent principalement sur le gland, sur le prépuce ou au frein chez l'homme; au clitoris, aux nymphes, à l'orifice du vagin, et quelquefois autour du mamelon chez la femme.

Lorsque ces excroissances, étant plus volumineuses, ont une base plus étendue que le reste de leur corps, elles s'appellent *verrues*. On leur donne le nom de *condylomes*, lorsqu'elles sont aplaties, plus étendues et qu'elles ont une forme irrégulière : si elles ressemblent, par leurs dentelures, à une *crête de coq*, on leur en donne le nom. On les appelle *fraises, mûres, choux-fleurs*, lorsqu'elles ont quelque ressemblance avec ces fruits ou avec ces légumes. Ces différentes excroissances paraissent ordinairement autour de l'anus, et quelquefois autour du gland chez l'homme, et au-dedans de la vulve chez la femme.

5°. *Rhagades.* — Ce sont des espèces d'ulcères allongés et étroits qui ressemblent à des gerçures ou crevasses, et qui se voyent ordinairement au pourtour de l'anus dans la syphilis invétérée.

6°. *Pustules* ou *boutons*.—Elles se montrent assez souvent au front, où elles forment un chapelet ou une couronne. D'autres fois elles sont disséminées sur toute la surface du corps. On en voit aussi quelquefois chez les femmes à la partie interne des grandes lèvres ou à leur voisinage.

7°. *Taches.* — Il paraît quelquefois des taches sur la peau qui ont été précédées de phlogose, et qui sont suivies d'une légère exsudation qui se réduit en farine, et qui ressemblent à des dartres farineuses; quelquefois l'exsudation devient plus abondante et forme des croûtes plus épaisses qui se détachent pour faire place à d'autres. D'autres fois les taches ne donnent aucune humeur et restent d'une couleur cuivrée; mais il est difficile de juger si ces affections sont vénériennes, ou si elles ont quelqu'autre nature.

8°. *Exostoses et douleurs ostéocopes.* — Le virus vénérien peut encore porter ses effets sur les os; il peut les gonfler, y former des exostoses, des congestions tophacées, et même les carier. Les trois premières affections attaquent indifféremment tous les os; la carie s'observe principalement aux os du palais et du nez, que le virus corrode après avoir rongé les parties molles qui les recouvrent ou les environnent.

Il occasionne quelquefois aussi des douleurs plus ou moins vives qui redoublent pendant la nuit, et qui sont si profondes, qu'on croit qu'elles ont leur siége au-dedans des os, ou tout au moins sur leur périoste.

Voilà à peu près tous les symptômes et les accidens qui peuvent caractériser la vérole universelle déjà confirmée et même ancienne; mais faites attention que la plupart sont équivoques, ou communs avec plusieurs autres maladies. Ainsi chacun en particulier serait, peut-être insuffisant pour qu'on pût prononcer, avec confiance, sur leur nature; mais la réunion de plusieurs d'entre eux rendrait le diagnostic plus certain, et nous autoriserait à donner une décision affirmative.

Revenons maintenant sur la question que nous avons proposée plus haut : *Décider entre deux individus (mari et femme par exemple), dont l'un a communiqué la vérole à l'autre, quel est celui qui était le premier infecté.*

Quoique cette question paraisse d'abord très-difficile à résoudre, il y a des circonstances qui peuvent la rendre moins embarrassante. Je suppose que l'un des deux individus n'ait qu'une chaude-pisse, et que l'autre ait une chaude-pisse, des chancres, des poireaux, ou d'autres excroissances; je ne balancerais pas à déclarer que la priorité appartient a celui-ci. Si l'un avait des chancres récens, ou qui parussent tels, et que l'autre eût des chancres, des poireaux, des rhagades, etc. je pense aussi que le dernier devrait être censé avoir infecté le premier ; mais ce qui devrait encore concourir à autoriser cette décision, ce serait la moralité connue de l'un et de l'autre.

§. V. *Du Cancer.*

Le cancer est-il une affection purement locale ? existe-t-il un virus cancéreux ? voilà des questions sur lesquelles les praticiens ont été long-temps partagés. Cependant il ne paraît plus permis de douter aujourd'hui de l'existence d'un virus particulier auquel est due la production de cette maladie et sa transmission par voie d'hérédité. Les exemples de ce genre sont en grand nombre, et quelques exceptions ne suffisent pas pour prononcer que ce n'est point une maladie héréditaire. Il n'est pas aussi bien prouvé qu'elle soit contagieuse. Mais il faut bien distinguer à ce sujet le cancer occulte du cancer ouvert. Le premier qu'on appelle encore squirrhe, ne se manifeste que par l'apparition d'une tumeur plus ou moins dure et assez souvent indolente.

Dans cet état le cancer n'est évidemment pas contagieux. Mais quand la peau commence à s'altérer, qu'il s'établit un ulcère d'une couleur obscure, dont le fond est inégal et mollasse, qui saigne avec facilité et occasionne des douleurs lancinantes; alors il s'écoule une humeur âcre et corrosive, dont le contact ne peut être que très-dangereux. Si cette humeur virulente ne transmet pas le cancer, ce qui n'est pas encore prouvé, du moins a-t-elle une action très-malfaisante sur la peau qu'elle touche; ainsi on ne peut nier que le commerce avec une femme qui serait affectée d'un cancer à la matrice pourrait avoir de graves inconvéniens. Il serait même à desirer que les personnes qui sont atteintes de ce vice, renonçassent aux jouissances du mariage, dans la crainte de donner le jour à des enfans infectés du même vice. Ce vœu que nous devons former à l'égard de toutes les maladies héréditaires, ne peut, au reste, avoir son accomplissement que par une détermination libre de ceux qui en sont l'objet.

§. VI. *Des Écrouelles ou Scrophules.*

Je me dispenserai d'entrer dans un long détail sur les symptômes qui caractérisent les écrouelles, parce que cette maladie est assez

connue. Elle est incontestablement héréditaire, mais il y a des auteurs qui croient qu'elle
ne se communique pas par simple contagion,
et d'autres qui sont d'un sentiment contraire.
Les uns et les autres peuvent avoir raison,
et il est probable qu'ils s'accorderaient mieux
s'ils distinguaient, relativement à la contagion, les circonstances et les degrés de la maladie. Elle peut en effet être contagieuse dans
le dernier degré, et lorsqu'il y a cohabitation
entre l'individu sain et l'individu malade;
mais j'ai de bonnes raisons pour croire que
dans le commerce ordinaire de la vie et par la
simple fréquentation, le vice scrophuleux ne
saurait se communiquer. Je pense même que
dans le premier degré de la maladie, il n'y
aurait aucun inconvénient à coucher avec la
personne qui en est affectée, ni à lui rendre le
devoir conjugal. Mais lorsque la maladie est
plus avancée, je crois qu'on courrait risque
en le faisant de contracter le vice scrophuleux, et qu'on s'exposerait aux diverses affections qui en sont la suite.

§. VII. *De la Phthisie pulmonaire.*

La phthisie pulmonaire dépend la plupart
du temps du virus scrophuleux, ainsi tout ce
que je viens de dire des écrouelles peut s'ap-

pliquer, du moins en partie, à la maladie des poumons dont il est ici question. La phthisie non scrophuleuse peut bien n'être ni contagieuse, ni héréditaire, mais la phthisie scrophuleuse est bien certainement héréditaire, et plusieurs pensent avec raison qu'elle est contagieuse dans les pays chauds, comme en Espagne, en Provence, en Italie, etc. ; mais bien entendu que c'est seulement lorsqu'elle est parvenue au dernier degré. Aussi est-ce un usage dans ces pays de brûler tout ce qui a appartenu aux personnes mortes phthisiques.

On trouve dans la bibliothèque salutaire un fait bien remarquable, et que je vais rappeler en peu de mots. Une religieuse mourut de phthisie dans un couvent de Bilbao, en Espagne. Tous ses meubles furent brûlés, et sa chambre, blanchie et mise à neuf, fut occupée par une religieuse très-bien portante et d'une bonne constitution. Mais celle-ci ne tarda pas à être atteinte des symptômes de la phthisie pulmonaire, et au bout de huit mois elle en mourut. Une troisième religieuse également d'une constitution saine lui succéda, après que la chambre eut été de nouveau nettoyée et les meubles changés ; mais elle succomba encore à la même maladie. On chercha long-temps quelle pouvait avoir été la cause d'une contagion si manifeste; on la trouva enfin dans un cordon placé aupres du lit et qui servait à ouvrir la porte. C'était le seul ustensile qui eût été conservé. On l'ôta, on renouvela les autres précautions, et la chambre fut ensuite habitée par une quatrième religieuse, qui pendant cinq ans n'éprouva pas le moindre symptôme de phthisie.

ARTICLE II.

Des Maladies ou Infirmités rebutantes.

Il est des maladies et des infirmités, qui, sans être accompagnées d'aucun danger pour ceux qui les éprouvent et encore moins pour ceux qui ont des rapports avec eux, sont néanmoins si rebutantes, qu'elles excluent, en quelque sorte, ces individus de la société. Ce sont celles en général qui frappent la vue ou l'odorat d'une manière désagréable. Je ne parlerai ici que de celles qui sont repoussantes par leur odeur, parce que les autres, telles que la lèpre, le cancer, l'épilepsie, etc. ou sont traitées ailleurs, ou, à raison de leur rareté dans les contrées que nous habitons, méritent moins de nous occuper.

§. I. *De l'Ozène et des Punais.*

On nomme *punais* ceux dont l'haleine exhale une odeur extrêmement désagréable et analogue, jusqu'à un certain point, à celle des punaises. Cette incommodité est ordinairement l'effet d'un ulcère qui a son siége dans les fosses nasales, et auquel on a donné le nom d'*ozène*. Tantôt cet ulcère est idiophatique, c'est-à-dire qu'il est indépendant d'un virus quelconque; d'autre fois il est seulement symptomatique, et dépend soit du vice vénérien, soit du vice cancéreux, scorbutique ou scrophuleux. Dans le premier cas il est souvent très-difficile à guérir; dans le second il présente les mêmes chances de guérison que la maladie à laquelle il appartient.

Il y a aussi des gens qui sont naturellement punais, et d'autres qui le deviennent par accident sans être affectés d'ulcère dans les fosses nasales. Les premiers le sont par la mauvaise conformation de l'organe de l'odorat : tels sont ceux qui ont la racine du nez très-enfoncée; les autres par le déplacement des os propres du nez, occasionné par un coup ou une chute sur cette partie. Chez les uns et chez les autres, il arrive que les cellules de l'os ethmoïde étant affaissées, le mucus nasal ne peut plus s'écouler librement, et c'est ainsi qu'il contracte l'odeur extrêmement désagréable dont j'ai parlé.

Quelle que soit la cause qui rend punais, lorsque cette infirmité n'est pas susceptible de guérison, elle prive celui qui en est le sujet des avantages de la société. On ne peut raisonnablement exiger, de qui que ce soit, de vivre habituellement avec un punais. Je ne sais même si la santé ne finirait pas par être altérée par une proximité trop grande et long-temps continuée d'un tel individu. Aussi cette incommodité est-elle un des motifs d'exemption pour l'état militaire (1).

§. II. *De la Sueur des Pieds.*

Beaucoup de personnes sont sujettes à suer des pieds; mais la sueur de cette partie n'a pas chez toutes une odeur aussi désagréable: il en est quelques-unes chez qui elle est presqu'aussi rebutante que celle de l'ozène. Elle est d'autant plus incommode qu'il n'est guère possible d'y remédier; car une fois que cette excrétion est établie, il y aurait le plus grand danger à la supprimer. Les inconvéniens de cette incommodité sont les mêmes que ceux de la

---

(1) *Voyez* les Tableaux placés à la fin de cet ouvrage.

précédente, elle exclue celui qui en est atteint de tout emploi public, et l'expose à être privé de tout commerce intime avec une autre personne.

ARTICLE III.

Des Maladies ou Infirmités simulées, dissimulées, ou imputées.

Il peut se trouver des personnes, qui pour se dispenser de quelque travail, du service militaire, etc. mettent en avant des maladies dont elles ne sont pas affectées réellement. D'autres au contraire assureront, pour obtenir ce qu'elles desirent, qu'elles n'ont pas telle ou telle maladie ou incommodité, quoiqu'elles y soient sujettes. Il se trouve enfin quelquefois des gens assez méchans, pour supposer à d'autres des maladies qu'ils n'ont pas, soit pour leur faire perdre une place, soit pour leur ôter la gestion de leur bien, soit par tout autre motif.

Dans tous ces cas on a souvent recours aux gens de l'art pour reconnaître la vérité. Voyons donc quelles sont les principales maladies qui peuvent être simulées ou faussement imputées, et indiquons pour chacune d'elles en particulier la conduite à tenir et les précautions à prendre, pour donner à ce sujet une décision motivée.

Ces maladies et infirmités sont en grand nombre; je parlerai des principales, cela suffira pour guider à l'égard des autres. Je ne saurais trop recommander de se mettre en garde, toutes les fois qu'il y a lieu de craindre de la ruse ou des supercheries de la part de celui qu'on est chargé d'examiner. Il faut aussi se défier de ceux qui l'entourent, et qui quelquefois, répondent obligeamment pour lui, lorsqu'ils ne le croyent pas assez instruit pour bien jouer son rôle. C'est pourquoi il ne faut pas souvent se contenter d'une première visite, surtout si elle a été prévue; il faut en faire plusieurs et arriver au moment où l'on n'est pas attendu. Il faut interroger adroitement les voisins ou ceux qui connaissent la personne en question. Enfin, il faut soumettre le prétendu malade à diverses épreuves, suivant les circonstances, comme je le dirai bientôt.

§. I. *De la Fièvre.*

Il semble d'abord que rien n'est plus facile que de reconnaître si quelqu'un a la fièvre. Cependant lorsque la fièvre est légère, on peut avoir de la peine à la distinguer, et il est possible qu'on simule une fièvre lente, surtout lorsqu'étant d'une complexion délicate, le pouls est habituellement serré et un peu fré-

quent. Il y a des personnes chez lesquelles le
pouls bat habituellement de quatre-vingts à
cent fois par minute, et qui néanmoins sous
tous les autres rapports jouissent d'une très-
bonne santé. Si avec une telle disposition on feignait quelques symptômes qui se rencontrent
ordinairement dans certaines maladies chroniques, le médecin qui n'est pas sur ses gardes
pourrait s'y laisser tromper. Mais en examinant attentivement ces divers symptômes, en
faisant au soi-disant malade des questions un
peu captieuses, on découvre bientôt la vérité.

Il n'est pas aussi aisé de feindre une fièvre
violente; on peut, il est vrai, l'exciter artificiellement, et j'en ai donné un exemple dans
mon avant-propos (p. 30); mais alors cette
fièvre est de peu de durée, car il n'est pas à
supposer qu'un être raisonnable voulût jouer
sa santé au point de se donner une véritable
maladie, et de compromettre son existence.
La seule chose qui pourrait alors embarrasser,
serait de savoir si l'accès dont on a été témoin,
ne serait pas un accès de fièvre intermittente.
Dans ce cas, on peut attendre s'il en surviendra un autre, et dans l'intervalle faire sur-
veiller la personne. On peut exiger qu'elle soit
placée dans un hospice pendant quelques jours,
afin d'être plus sûr qu'elle ne prendra rien

qui puisse ramener les symptômes qu'elle a éprouvés. Cette précaution convient dans beaucoup d'autres maladies.

§. II. *Des Douleurs*.

Les douleurs ne peuvent être connues ordinairement que par le récit de celui qui les éprouve; il est bien difficile de s'assurer de leur existence lorsqu'on ne peut compter sur la bonne foi du sujet. Il faut ici distinguer les maladies accompagnées de douleurs plus ou moins vives, mais caractérisées aussi par d'autres symptômes, comme le phlegmon, la pleurésie, les douleurs néphrétiques, et celles qui ne sont reconnaissables que par la douleur, telles que la céphalalgie, le rhumatisme, le tic douloureux, etc. Pour les premières on ne peut être induit en erreur, puisqu'il y a des signes évidens, qui indépendamment de la douleur, font reconnaître la nature du mal. Mais pour les secondes, la chose est souvent embarrassante. Cependant il est plusieurs remarques qui doivent venir au secours du praticien. D'abord une douleur très-vive et opiniâtre existe rarement, sans être accompagnée de quelque dérangement dans une ou plusieurs fonctions. En second lieu, la physionomie a dans ces circonstances une empreinte parti-

culière et à laquelle ne se méprennent guère
ceux qui ont le coup d'œil exercé. Enfin,
dans tous les cas on a les moyens généraux
que nous avons indiqués pour découvrir
toute espèce de fraude.

Dans ces cas, les informations fournies par
les personnes qui connaissent l'individu sont
souvent utiles. On ne peut même se dispenser
d'y avoir égard jusqu'à un certain point : car
si réellement cet individu éprouve les douleurs dont il se plaint, il y aurait de l'inhu-
manité à exiger de lui un travail pénible ou
une longue course à pied, et plus encore à le
contraindre à un service militaire, quoi qu'en
dise le conseil de santé des armées.

§. III. *Des Convulsions en général et de l'Épilepsie en particulier.*

Les convulsions sont des mouvemens forcés
et involontaires des muscles qui, ordinairement, agissent sous l'influence de la volonté.
Il est donc possible de les imiter plus ou moins
bien, et on en a vu un très-grand nombre
d'exemples. Tels ont été les convulsionnaires
de Loudun; ceux qui se sont montrés à Leyde
dans un hôpital, et que le célèbre Boërhaave
guérit en les faisant fustiger, et beaucoup d'autres semblables. Mais parmi les maladies con-

vulsives, l'épilepsie est celle qu'on simule le plus fréquemment ; c'est pourquoi je vais en parler un peu plus en détail.

Cette maladie est caractérisée par les symptômes suivans : La personne en est attaquée subitement, et perd dans le moment même l'usage de tous les sens, tant internes qu'externes ; tous les muscles du mouvement volontaire, ou au moins, une partie d'entre eux, éprouvent des contractions violentes qui cessent par instans, se renouvellent ensuite ; quelquefois il paraît de l'écume à l'entrée de la bouche, mais non pas toujours. Cette cruelle maladie se montre sous différentes formes, mais seulement relativement au mouvement musculaire. Il n'y a pas, dit Boërhaave, de gesticulation, de mouvement, de posture, etc. que le malade ne semble exécuter et prendre ; quelquefois il tourne et roule son corps ; il paraît imiter le mouvement de la course ; son corps se courbe en avant, en arrière comme dans le *tétanos* ; la peau du front s'agite d'autres fois d'une manière singulière, etc. On doit, au reste, être prévenu que tous ces épiphénomènes n'arrivent pas toujours à la même personne.

Il y a des épileptiques qui, avant l'attaque, éprouvent certains signes qui la leur annoncent; ce qui leur donne le temps de prendre une situation qui les mette à l'abri des coups dangereux qu'une chute inopinée pourrait leur causer.

Ces signes précurseurs sont les suivans. La plupart du temps ces personnes ont des vertiges, des tintemens d'oreille, des éblouissemens; il leur semble voir des nuages noirs, pourprés; les yeux semblent tourner dans l'orbite. D'autres éprouvent comme une sensation de froid (*aura frigida*), qui part d'un doigt du pied, de la main, ou de toute autre partie du corps, et se porte sur la région précordiale; et c'est dans ce moment que l'attaque commence.

Il conste des observations des plus grands praticiens, que l'épilepsie qui arrive sans avoir été annoncée par quelqu'un des signes dont je viens de parler, ou par quelque autre, doit être regardée comme incurable; au lieu que celle qui est précédée par une sensation ou douleur qui part de quelque point du corps, excepté la tête, peut n'être pas sans ressource : c'est ce que prouvent un assez grand nombre d'observations.

Lorsqu'on a lieu de soupçonner que la maladie est simulée, il faut prendre les précautions que je vais indiquer. On demandera si la personne est sujette à cette maladie; si c'est depuis long-temps; si les accès deviennent successivement plus fréquens; comment ce mal s'annonce; si les attaques sont subites, ou annoncées par quelque affection particulière. Si le médecin observe la personne hors des attaques, il peut remarquer dans la physionomie quelque chose d'extraordinaire, surtout si elle est sujette à cette maladie depuis long temps : le regard a quelque chose qui ne paraît pas naturel; les yeux sont plus levés et même ordinairement plus enfoncés; les paupières ont une couleur plus foncée que celle des environs; ces personnes, enfin, ont un air découragé. Si aucun de ces signes ne paraît, on doit craindre la supercherie.

Il faut alors essayer quelques-unes des expériences recommandées par le célèbre Wan-Swieten. Il est facile, dit cet auteur, de reconnaître la fraude. « Si, en faisant semblant » de toucher le pouls, on pince fortement et » subitement la peau avec les ongles, le ma- » lade qui simule cette maladie ne pourra » s'empêcher d'être sensible à la douleur et » d'en donner des signes : ce qui prouvera in- » dubitablement que c'est une maladie feinte; » car, dans l'accès de l'épilepsie, tous les sens » sont tellement abolis, que le malade qui,

» dans cet état, tomberait dans le feu, se cal-
» cinerait jusqu'aux os, sans aucun sentiment
» de douleur. »

Boerhaave découvrit, par un autre moyen, la ruse d'un jeune homme qui, pour obtenir de ses parens ce qu'il désirait, feignait de tomber dans l'épilepsie. Ayant été appelé pour ce jeune homme, et le trouvant dans une de ses attaques feintes, il dit à un chirurgien de lui appliquer un fer ardent sur le gros orteil ; aussitôt le jeune homme revint à lui, et depuis ce moment, il n'eut plus d'accès de cette maladie.

Une jeune personne imitait, à s'y méprendre, les accès d'épilepsie. Plusieurs médecins qui l'examinèrent crurent la maladie réelle. Sauvages, qui en fut également témoin, ayant conçu quelque soupçon, demanda à la malade si, pendant son accès, elle ne sentait pas une douleur qui se portait du bras à l'épaule et de là à la cuisse du côté opposé. La jeune fille crut devoir dire que oui, et cette fausse déclaration démasqua son imposture.

Au reste, le moyen le plus certain de reconnaître si l'épilepsie est vraie ou supposée, est d'examiner attentivement les pupilles pendant l'accès : si elles restent fixes même lorsqu'on en approche subitement une lumière, on peut conclure sans hésiter que la maladie est réelle; si, au contraire, elles se resserrent, il y a tout lieu de penser que c'est une attaque simulée.

§. IV. *De la Jaunisse.*

On a vu des personnes qui, pour exciter la commisération, ou pour se dispenser du service militaire, se jaunissaient la figure, les bras, les mains, etc. avec différentes drogues, afin de faire croire qu'elles avaient la jaunisse. Pour peu qu'on les suspecte de fourberie, on leur demandera si leur jaunisse est ancienne ou récente. Ordinairement, ils disent qu'il y a long-temps qu'ils en sont attaqués. On examine alors leur embonpoint, pour le comparer avec la prétendue ancienneté. On palpe la région du foie, pour savoir s'il y a quelque *embarras* ou *obstruction*. On examine le reste de la surface du corps qu'ils pourraient bien avoir omis de teindre. On tâtera le pouls, pour savoir s'il y a de la fièvre, ou s'il est tel qu'on l'observe après une maladie longue. On essaiera enfin d'effacer la couleur en lavant les parties avec l'eau de savon, qui l'emportera bientôt si elle est empruntée.

On doit savoir d'ailleurs que dans la jaunisse le blanc des yeux est toujours plus ou

moins jaune ; les matières fécales sont ordinairement blanchâtres ou d'une couleur très-
foncée ; les urines sont souvent plus colorées,
elles ressemblent à une forte infusion de safran, et laissent une teinte jaune au fond du
vase après qu'on les en a ôtées. Tous ces signes
sont plus que suffisans pour faire reconnaître
si la maladie est réelle ou supposée.

§. V. *De l'incontinence d'Urine.*

L'incontinence d'urine est une incommodité non-seulement désagréable pour ceux qui
ont le malheur d'en être attaqués, mais encore
pour les personnes qui sont obligées d'être
auprès d'eux, par la mauvaise odeur à laquelle
elle donne lieu, surtout quand ils ne sont pas
d'une très-grande propreté et ne changent pas
souvent de linge ; un *urinal* bien commode
qu'on place dans la culotte, peut beaucoup
en diminuer le désagrément.

Comme cette incommodité pourrait être
simulée, voici les signes qui nous garantirons
de l'erreur. Les personnes qui y sont sujettes
sont pâles, maigres et décolorées ; en second
lieu, le bout de la verge est flasque ; le gland
pâle et ridé ; l'urine coule goutte à goutte. Si
l'individu est de la classe indigente, il y a apparence qu'il change rarement de vêtemens,

et, par conséquent, sa culotte sera sale et puante.

Le *calcul*, la gravelle, les suppressions d'urine, sont des maladies qui n'ont pas besoin d'être décrites ; elles peuvent être simulées. La première exige la sonde pour en être assuré ; les autres exigent des informations. On a rencontré des personnes qui, pour preuve, portaient du gravier vert-gris parmi le sable ; d'autres montraient de petites pierres rendues par d'autres malades.

§. VI. *Du Flux hémorroïdal.*

Tout le monde sait ce que c'est que les hémorroïdes. Elles peuvent être externes ; mais quelquefois elles ne paraissent pas, parce qu'elles sont internes et ne se produisent pas au-dehors. Elles sont encore ou sèches ou coulantes. Les premières ne donnent ni sang, ni aucune autre humeur ; les coulantes donnent du sang, ou bien elles coulent en blanc. Les saignantes sont quelquefois vraiment périodiques, et coulent par intervalles à peu près réglés. Il y en a dont l'écoulement peut être irrégulier. L'écoulement en blanc succède le plus souvent au sanglant ; et quelquefois la perte blanche est habituelle et continuelle.

Les hémorroïdes externes sont évidentes ;

mais on ne peut pas s'assurer aussi certainement de l'existence des internes : voilà pourquoi ce sont celles qu'on peut simuler, et
qu'il n'est pas facile de connaître, à moins
qu'elles ne fluent actuellement ; encore le médecin peut-il y être trompé, s'il ignore qu'on
peut, avant la visite, avoir injecté par l'anus
une liqueur qui imite la couleur du sang, ou
bien avoir teint le dehors et le linge avec un
sang étranger. Mais la fraude peut être aisément découverte, en exigeant qu'on laisse in-
jecter de l'eau dans le rectum, en faisant laver
également le dehors, et en examinant la partie quelques momens après, sans désemparer.
(*Voyez* l'article *des Exemptions militaires.*)

§. VII. *Des Vices de la Vue, et en particulier de
la Myopie.*

Les vices de la vue sont en grand nombre.
On distingue la *myopie* ou vue courte, la *pres-
bytie* ou vue trop longue, l'*amblyopie* ou la
vue affaiblie, l'*héméralopie* ou la vue de jour,
la *nyctalopie* ou la vue de nuit ; on pourrait
encore en ajouter d'autres, mais ce n'est pas
ici le lieu de les examiner. Il suffit de faire
remarquer que plusieurs de ces vices, et
même la perte de la vue ou cécité, peuvent,
jusqu'à un certain point, être simulés. A

l'égard de la cécité, comme elle provient de diverses causes, il faut faire attention qu'il n'en est qu'une sur laquelle on puisse avoir des doutes : c'est la paralysie de la rétine ou la *goutte sereine*, attendu qu'elle existe sans aucune altération apparente de l'organe de la vue. Mais, dans ce cas, l'iris ne jouit d'aucune mobilité, et il est aisé de s'en assurer en exposant tout à coup les yeux à un grand jour; car, pour peu que la rétine conserve de sensibilité, on voit alors la pupille se resserrer assez promptement.

De tous les vices de la vision, il n'en est pas qu'on puisse feindre plus aisément que la myopie. Il est donc bien nécessaire que vous soyez instruits des causes et des caractères de cette infirmité. On appelle *myopes* ceux qui en sont attaqués. Ils ne peuvent bien distinguer les objets qu'autant qu'ils sont placés à une très-petite distance. Ce défaut vient de ce que les rayons de lumière qui doivent représenter l'objet, étant réfractés trop fortement, se réunissent trop tôt et avant de parvenir sur la rétine; et qu'étant réunis ils se croisent, de sorte qu'alors ces rayons divergent et se répandent en s'éparpillant sur plusieurs points de cette membrane, au lieu de n'en frapper qu'un seul, ce qui rend la vision confuse, à moins que, l'objet n'étant placé très-près, les rayons lumineux les plus divergens qui en partent ne suffisent pour tracer une image de cet objet sur la rétine.

Cette réfraction trop forte et cette réunion trop prompte des rayons peuvent dépendre de plusieurs causes ; savoir, de la trop grande convexité de la *cornée*, du trop grand resserrement de la pupille, de la trop grande épaisseur du cristallin, et du trop grand volume de l'humeur vitrée.

Pour produire la myopie, il n'est pas nécessaire que toutes ces causes soient réunies, une ou deux suffisent pour cela. On peut donc bien présumer qu'une personne qui a les globes des yeux très-saillans et volumineux est véritablement myope ; mais il ne faut pas en inférer toujours, comme une chose assurée, que des yeux petits et plats ne peuvent pas être affectes de myopie.

Pour remédier à ce vice de la vue, on a coutume de se servir de verres concaves, qui ont la propriété d'écarter les rayons, avant qu'ils pénètrent dans les yeux, et, par ce moyen, l'angle visuel ou la réunion de ces rayons ne se forme que lorsqu'ils sont parvenus à la rétine, et la vision devient distincte même pour les objets éloignés. Ces mêmes verres peuvent être employés pour reconnaître la portée de la vue, et par conséquent pour savoir si un individu est myope, et à quel degré. Si c'est quelqu'un qui a reçu de l'éducation, on le fera lire avec ces verres, et s'il subit cette épreuve, on aura tout lieu de croire qu'il est réellement myope. Il faut cependant remarquer que ceux qui ont la vue longue peuvent lire avec des verres concaves lorsqu'ils s'y sont exercés, surtout si les caractères sont fort gros; mais alors ils sont obligés de tenir ces verres à une certaine distance de leurs yeux, au lieu que le myope les en approche le plus qu'il est possible.

Si la personne ne sait pas lire, l'épreuve est plus difficile. Cependant on peut, en lui mettant devant les yeux des verres concaves, lui demander si elle voit de petits objets qui sont un peu éloignés. En répétant et en variant plusieurs fois l'expérience et en faisant adroitement les questions, on finira par découvrir la vérité; car si la personne n'est pas myope, ou elle se trahira par ses réponses, ou elle sera forcée d'avouer qu'elle ne voit pas aussi bien avec les verres qu'avec l'œil nu. On peut d'ailleurs, en examinant pour ainsi dire à la dérobée une personne qui porte des lunettes concaves, découvrir si elle a la vue bonne, ou si elle est myope. Dans le premier cas, il lui arrivera souvent de regarder par-dessous ou par-dessus les verres, surtout si elle croit n'être pas aperçue. Dans le second, elle se servira toujours des verres, à moins que ce ne soit pour voir de petits objets et qu'il faut regarder de très-près.

Au surplus, la myopie est du nombre de ces infirmités pour lesquelles le témoignage de ceux qui vivent habituellement avec l'individu qui en est atteint, mérite surtout d'être pris en considération.

§. VIII. *Du Bégayement, du Mutisme, et de la Surdité.*

Le bégayement est un vice de la parole, très-désagréable et très-incommode ; il est un obstacle à l'exercice de certaines fonctions, comme à celles du barreau et de la magistrature. Il serait possible qu'il fût simulé, mais pour cela il faudrait supposer un intérêt à cette simulation, ce qui est peu probable. Comme d'ailleurs le bégayement date toujours de l'enfance, il serait aisé de s'assurer si ceux qui connaissent l'individu l'ont toujours entendu bégayer.

Le mutisme et la surdité sont bien difficiles à constater, lorsque celui pour lequel on est consulté a quelque intérêt à feindre l'une ou l'autre de ces infirmités, ou peut-être toutes les deux. Il est, en effet, des individus qui naissent sourds, et qui, par cela même, sont condamnés à être muets toute leur vie. On peut donc être à la fois sourd et muet; on peut aussi n'être que l'un ou l'autre, et la surdité admet différens degrés, en sorte qu'on peut ne pas entendre du tout, ou n'entendre que difficilement.

Quel que soit celui de ces deux états qu'on veuille simuler, si on s'est bien pénétré de son rôle et si on s'y est exercé, on peut le jouer assez bien pour tromper ceux à l'examen de qui on est soumis. Ici, comme pour quelques autres maladies, nous n'avons guère, pour parvenir à découvrir la vérité, d'autres moyens que l'information ou la surprise. Celle-ci a souvent réussi.

« Un conscrit se disait sourd; le général
» qui était présent à la visite, laissa tomber
» à terre, derrière lui, une pièce d'argent;
» aussitôt le conscrit tourna la tête vers le
» bruit, qu'il entendit d'autant mieux, qu'il
» n'était rien moins que sourd; aussi fut-il
» déclaré bon pour le service militaire.»

«Dans une autre occasion, un faux muet
» fut également pris en défaut par sa distrac-

» tion ; un militaire rusé lui demanda : De-
» puis quand êtes-vous sourd ? Depuis deux
» ans, lui répondit-il. *Sic mentita est iniqui-*
» *tas sibi.* »

§. IX. *Des Ulcères.*

On voit des gens qui, pour exciter la commisération et obtenir ainsi des aumônes considérables, se font des plaies et entretiennent
des ulcères par différens moyens. Les uns se
servent, dans cette vue, des cantharides ou
de la pierre à cautère ; les autres ont recours
à quelque plante âcre et irritante, comme la
renoncule des prés, la clématite ou herbe aux
gueux, le garou ou sain-bois, etc. Il est souvent difficile de reconnaître si les ulcères que
portent ces malheureux sont naturels ou factices, surtout lorsqu'ils ont été entretenus un
certain temps. Cependant si l'individu est
sain, qu'il ne paraisse atteint d'aucun vice
constitutionnel, et que l'ulcère d'ailleurs ne
présente pas les caractères de ceux qui sont
ou vénériens, ou cancéreux, ou scorbutiques,
ou scrophuleux, on doit concevoir quelque
soupçon. Dans ce cas, avant de donner sa
décision, on exigera que la personne soit
traitée méthodiquement pendant quelques
jours, attendu qu'il est à présumer au moins

qu'elle a négligé ou irrité l'ulcère pour en empêcher la guérison.

Il arrive quelquefois aussi que des jeunes
gens, pour être dispensés du service militaire,
ont recours à un semblable moyen. Les ulcères
qu'ils déterminent sont ordinairement situés
à la jambe. Ces ulcères factices sont d'autant
plus aisés à reconnaître qu'ils sont plus récens. Il est en effet assez ordinaire que celui
qui est appelé à la conscription ne fasse les
applications dont j'ai parlé que peu de jours
avant de se présenter à la visite des médecins
et chirurgiens nommés pour examiner ceux
qui ont quelque infirmité. Il est quelquefois
possible alors de découvrir sur l'ulcère la
poudre de cantharides dont on s'est servi, ou
d'y reconnaître la couleur verte des plantes
qui ont été employées. Ces sortes d'ulcères
sont d'ailleurs peu profonds, et les bords ne
sont ni épais, ni gonflés; les environs sont
encore phlogosés par suite de l'irritation
récente; la jambe et le pied ne sont que peu
ou point enflés; ce qui aurait lieu nécessairement si l'ulcère était ancien.

Lorsqu'on s'est servi de la pierre à cautère,
les ulcères offrent un peu plus de difficulté à
être distingués, surtout lorsque cette application date d'un peu loin. Cependant la santé

du sujet, l'état des chairs de l'ulcère et de ses bords doivent le faire reconnaître.

§. X. *De la Démence ou Aliénation d'esprit.*

On est dans l'usage d'appeler, ou, pour mieux dire, la loi prescrit et exige qu'on appelle des officiers de santé pour décider si une personne est affligée de démence. J'avoue que si la personne présumée être dans cet état est soupçonnée d'avoir quelque maladie dont la démence puisse être l'effet et la suite, cette décision est particulièrement de la compétence des médecins; hors de là, je crois qu'il est un moyen plus sûr pour s'en convaincre : c'est le témoignage de plusieurs voisins ou des gens qui vivent journellement avec cette personne, ou qui sont à même de la voir et de l'entretenir souvent. En effet, il est bien peu de gens qui ne soient en état de discerner si une personne a l'esprit dans son assiette naturelle; et certainement une fois ou une autre, on est à portée de le connaître lorsqu'on a occasion de la voir tous les jours : il n'en est pas toujours de même d'un médecin qui ira faire visite, pour s'assurer de la chose, à une personne qu'il n'aura peut-être jamais vue.

Il faut faire attention qu'il y a des démences qui ne sont que momentanées, ou qui ne durent pas continuellement ; il est des saisons où elles sont plus fortes, et d'antres où l'esprit se remet entièrement ; ne peut-il pas arriver que le médecin fasse sa visite dans un moment lucide où la personne jouira de la plus grande intégrité de ses facultés intellectuelles ? Nous en avons eu un exemple dans cette ville, et j'en citerai bientôt un autre d'après Zacchias. Dans cette hypothèse, le rapport ne pourra qu'être erroné, sans cependant qu'on puisse en attribuer la cause au médecin qui l'aura fait. Je me trompe ; un officier de santé qui, se fiant à ce qu'il pourra découvrir par une seule visite, assurera sa relation véritable, méritera à coup sûr la qualification d'ignorant ou d'imprudent.

Je désire que ces réflexions soient communiquées à nos législateurs, et qu'ils les prennent en considération dans l'institution de leurs lois. On conviendra que lorsqu'il s'agit de la vie des hommes, le témoignage des personnes de tout état réclamé comme suffisant, doit être reçu de même et avec la même confiance pour l'objet dont il s'agit ici ; mais en attendant je vais indiquer, d'après les sentimens des plus célèbres médecins et jurisconsultes, les marques et les signes auxquels on

peut connaître qu'une personne est en démence (1).

On comprend sous le nom de *démence*
tous les dérangemens de l'esprit, de la raison
et des idées. Telles sont la *mélancolie*, l'*imbécillité*, la *bétise*, la *niaiserie*, la *folie*, etc. Nous
distinguerons la démence en celle qui dure
sans interruption et en celle qui laisse des
intervalles lucides; en celle qui n'a pour objet que certaines idées particulières; (les personnes dans ce cas raisonnent sainement sur
tout autre objet) et en celle où l'on déraisonne
sur tout.

La démence s'annonce par les paroles, les
actions et la situation, ou différens mouvemens du corps. Zacchias divise les actions en
corporelles et en civiles; et il met dans la
première classe les suivantes : Lorsqu'une
personne tient une route incertaine, ou qu'elle
paraît indécise sur celle qu'elle prendra; lorsqu'elle marche indifféremment dans la boue
ou dans le beau chemin; qu'elle fait des gri-
maces, et fait faire à son corps plusieurs
mouvemens en pantomime; qu'elle jette des

---

(1) La plupart des remarques que je vais faire sont
extraites des œuvres de Zacchias, de Sauvages et de
Cheyne.

17

pierres, ou crache sur les passans, et qu'elle les insulte et les poursuit sans raison ni motif, etc.

Cet auteur met dans la classe des actes civils les suivans : Si une personne refuse le salut à ceux à qui elle le doit, et salue celles du plus bas étage; si elle donne son bien sans conditions, ou avec des conditions ridicules, à des étrangers, au préjudice de parens qui ne lui ont donné aucun sujet de mécontentement, etc.

Les signes pris de paroles sont, entre autres, ceux-ci : Parler à tort et à travers, sans aucune suite ni raison ; s'entretenir seul comme si l'on parlait avec quelque autre; se servir de paroles insignifiantes; ne répondre jamais à propos; changer à tout moment de sujet sans en finir aucun, etc.

Le changement de caractère est souvent un signe de démence; par exemple, si quelqu'un qui était doux et affable, devient tout à coup rude, emporté, furieux; ou si, au contraire, ayant été naturellement emporté, furieux, on le voit subitement changer et devenir doux, morne, timide. Il faut cependant avouer qu'un changement de ce dernier genre caractérise moins l'aliénation d'esprit que ceux du premier genre.

Nous avons dit qu'il y avait des maniaques

qui déraisonnaient sur tous les objets , et d'autres qui ne le faisaient que sur quelques-uns seulement : on a vu, par exemple , des personnes qui s'étaient mis dans la tête qu'elles étaient mortes , d'autres qui s'imaginaient qu'elles étaient sans tête, et d'autres qui se persuadaient être des oiseaux. J'ai connu un capucin (à qui sans doute on avait donné tous les jours, pendant un carême qu'il venait de faire, de la morue) qui s'était profondément mis dans l'esprit que sa peau était tapissée en dessous de morue ; à cela près , ce moine raisonnait parfaitement bien , et était un bon prédicateur. Pour lui faire évanouir cette idée, on prit le parti d'abonder dans son sens ; on répandit dans son lit de la morue finement hachée pendant quelques jours , en lui donnant chaque soir une émulsion qu'on lui persuada avoir la vertu de faire sortir par les pores ce qu'il pourrait avoir sous la peau ; ce stratagême le guérit. Tel était encore celui qui s'était persuadé qu'il portait le globe terrestre sur le bout du doigt, et qui craignait de se remuer, dans la crainte de voir tomber le monde en ruine.

Zacchias rapporte une histoire assez plaisante qui confirme ce que nous venons de dire. Un savant desirant un jour visiter les fous renfermés dans les Petites-Maisons, se présenta à la porte. Un homme de bonne mine vient à sa rencontre, et lui demande ce qu'il desire. Le savant lui répond qu'il aurait envie de visiter les personnes détenues dans cet hospice. Volontiers, lui répond cet homme; je vais vous conduire moi-même. Il lui fit voir toutes les loges, en lui faisant connaître le genre de folie de l'habitant de chacune, et lui rendit exactement compte de tout ce qui regardait le régime et le gouvernement de cette maison. Ils arrivent enfin dans un lieu retiré où était un homme sérieux et plongé dans un profond silence. Le curieux demande à son conducteur quelle était l'espèce de folie de celui-là. Oh ! pour celui-là, lui répondit-il, il est par sa folie au-dessus de tous les autres : il s'est mis dans la tête qu'il est le Saint-Esprit, et sa folie est d'autant plus grande, qu'il ne peut pas ignorer que c'est moi qui le suis.

Le curieux, surpris de cette réponse grandement risible, ne pouvait pas comprendre qu'un tel fou eût pu l'entretenir si long-temps avec beaucoup d'esprit et de bon sens, sans lui avoir donné jusque-là aucun indice d'aliénation. On voit par cette histoire combien il est aisé de se méprendre dans un rapport fait d'après une seule visite.

Il est encore des signes pris de quelques autres circonstances, et auxquels les jurisconsultes ont beaucoup de confiance : ce sont principalement ceux qu'offrent les passions de l'ame. Hippocrate assure, en effet, que la crainte et le chagrin qui continuent long-temps sans motifs, annoncent un esprit aliéné ou mélancolique. Il en est de même de la joie et des ris sans sujet; surtout de la part des personnes d'un état ou d'un âge peu fait pour cela; cette vérité est si généralement connue, qu'elle a fourni la maxime : *Ridere sine re est signum stultitiæ.* Il faut en dire autant de ceux qui s'affligent de ce qui devrait les réjouir; de ceux qui admirent ce qui ne mérite aucune attention; de ceux qui aiment ce qu'ils devraient haïr; et *vice versá.*

Nous pouvons encore observer des signes de démence dans les traits et la couleur de la figure; car on s'aperçoit ordinairement que les yeux sont un peu égarés et enfoncés dans les orbites, les paupières rembrunies, le regard souvent fixe; tout le corps prend une couleur plus ou moins brune ou jaunâtre. Ceux qui ont une démence intermittente, montrent ces signes principalement pendant les accès, etc.

On doit donc tirer parti de tous ces signes,

afin d'asseoir une décision sur cette matière. Il faut d'abord être prévenu si la personne qu'on va visiter a intérêt ou non à paraître aliénée; on doit s'informer si dans la famille il y a quelque individu qui soit dans ce cas, et ce qu'on pense généralement sur le compte du malade présumé. On observera tous les signes corporels; on questionnera la personne sur différens objets; on l'entretiendra un certain temps; on fera bien attention à ses réponses; et on reviendra parfois sur les mêmes questions, afin de savoir si ses réponses ou ses répliques varient; mais, a moins d'une conviction entière, on exigera plusieurs visites avant de porter son jugement.

On ne doit point oublier de s'informer depuis quel temps cette affection dure; si l'aliénation est continuelle, ou s'il y a des intervalles de non-aliénation; si on peut fonder quelque soupçon de chagrin, de quelque dépit amoureux, ou autres passions fortes qui aient précédé cet état; car, nous l'avons déjà dit, la démence est le plus souvent l'effet de quelque violente affection de l'ame. Elle pourrait être occasionnée par le transport de quelque humeur morbifique vers l'origine des nerfs; il faut donc aussi s'informer si la personne a eu quelque maladie à la suite de laquelle ce dérangement dans les fonctions intellectuelles s'est montré.

On observe en effet quelquefois à la suite des fièvres malignes un délire tranquille et non fébrile, qui peut durer plus ou moins long-temps. Un de mes amis eut une maladie de cette nature qui dura cinquante jours; quoique parfaitement remis, il varia dans ses propos pendant plus de deux mois; mais il connaissait très-bien que ses idées manquaient par instans de netteté et de liaison.

En faisant les rapports sur des cas d'aliénation mentale, il convient d'exposer les signes sur lesquels on fonde sa décision, afin de mettre les tribunaux à même de juger avec connaissance de cause, attendu que le genre et les caractères de la démence sont autant de la compétence des jurisconsultes et des juges, que des médecins. Comme il y a des causes de démence qu'on peut détruire, les médecins doivent en prévenir. Il y en a d'autres qui sont incurables; telles sont celles qui dépendent d'un vice de conformation du crâne, ou d'une blessure qui a intéressé quelque partie importante du cerveau. Dans tous ces cas, la visite d'un homme de l'art est très-importante. On doit enfin spécifier si la démence est continue ou périodique, si elle est générale ou bornée à certains objets, etc.

CHAPITRE V.

Des différentes espèces de Blessures.

Nous comprenons sous le nom générique de blessure, non-seulement les plaies, mais encore les contusions, les fractures et les luxations.

Les blessures peuvent être de leur nature ou simples, ou graves, ou mortelles. Nous appelons simples, celles qui n'offrent que des indications qui ne se contrarient pas, dont la marche est uniforme, et qui guérissent en peu de temps et sans beaucoup de difficulté.

Les blessures graves sont celles qui, sans être mortelles, ne sont cependant pas exemptes de danger, et qui offrent plus ou moins de difficulté pour la guérison.

Les mortelles sont celles à la suite et par l'effet desquelles la mort survient. Celles-ci doivent être distinguées ; car elles peuvent être mortelles de leur nature, ou à raison de quelque complication, ou bien pour n'avoir pas été traitées à temps et convenablement. Il

faut encore considérer, dans ce dernier cas,
si le défaut de traitement vient de la part du
malade ou du chirurgien : tout cela doit être
spécifié dans un rapport; car ces circonstances
font adoucir ou aggraver les peines à infliger
à l'auteur du sévice. Vous devez donc vous
convaincre de plus en plus combien il est essentiel d'être instruit sur toutes les maladies,
sur leurs conséquences et leurs suites, pour
remplir l'intention des juges et le vœu de la
loi.

En général, les plaies qui ne comprennent
que la peau et la substance musculeuse, sans
intéresser ni tendon, ni gros nerfs, ni vaisseaux un peu considérables, pourvu que le
coup n'ait pas occasionné une forte commotion, sont réputées simples de leur nature. Si
ces plaies sont faites par des instrumens tran-
chans, tels qu'un couteau, un rasoir, etc.
elles ne demandent que d'être réunies et maintenues en contact pour guérir. Mais si le malade néglige d'appeler bientôt du secours, les
bords de la plaie s'enflammeront, et subséquemment la suppuration s'établira, ce qui
prolongera le terme de la guérison ; la même
chose arrivera si le chirurgien, au lieu de
réunir cette plaie, y excite la suppuration
par le moyen de quelque onguent. Dans la

première supposition, ce sera la faute du malade ; dans la dernière, ce sera celle du chirurgien ou de l'officier de santé ; or, il est juste que dans le rapport on donne blâme à qui de droit, attendu que l'auteur du délit ne mérite pas qu'on le condamne à une aussi forte indemnité que si la plaie eût offert par elle-même une longue résistance aux moyens méthodiques. Il peut encore se faire que la disposition maladive du blessé soit la cause du retardement à la guérison ; et si cela est, on ne doit pas non plus omettre cette circonstance.

Les blessures qui intéressent le cerveau, le cervelet, les poumons, l'estomac, les intestins, le foie, la rate et en général les viscères ; les plaies qui pénètrent dans la trachée-artère, l'œsophage et tous les autres conduits destinés à l'excrétion de quelque humeur ; toutes ces blessures, dis-je, sont véritablement sérieuses, et on ne saurait d'abord en donner un pronostic assuré ; mais elles sont plus ou moins graves, suivant le plus ou moins d'importance de la partie lésée, les dérangemens des fonctions et les accidens qui les accompagnent. Par exemple, les plaies qui intéressent l'œsophage, l'estomac, les intestins, les uretères, sont, sans contredit, très-dangereuses, et plus graves que celles qui affectent le sac lacrymal, le vagin, etc. Les plaies du poumon, si elles sont profondes et qu'elles intéressent les gros vaisseaux, ce qui se connaît par l'abondance du sang qui en sort, les lipothymies, le pouls plus ou moins concentré, etc. sont plus dangereuses que celles qui ont pénétré moins avant dans cet organe. Celles du foie sont également plus ou moins fâcheuses par la même raison ; enfin, lorsqu'il s'agit de pareilles plaies, on doit, dans le rapport, s'en réserver le pronostic, et se contenter de les déclarer graves.

Il en faut dire autant des coups d'instrumens contondans portés sur les différentes parties. On sait qu'à la tête ils sont plus dangereux en général que sur toute autre partie, excepté sur la poitrine, et même le bas-ventre, où ils peuvent occasionner de très-grands désordres s'ils sont assez violens pour meurtrir quelque viscère, ou rompre quelque vaisseau un peu considérable.

Les blessures mortelles de leur nature sont principalement les suivantes : celles qui rompent les gros vaisseaux contenus dans l'une des grandes cavités du corps, la tête, la poitrine, le bas-ventre ; celles qui percent les oreillettes et les ventricules du cœur, les artères carotides; celles qui désorganisent une partie du cerveau située profondément, ou la moelle épinière vers son origine, etc.

Il faut encore distinguer la gravité des fractures et des luxations. En traitant des maladies des os, j'ai fait connaître ces différences. Vous savez qu'il y a des fractures simples qui ne demandent que d'être réduites et maintenues par un appareil simple; qu'il en est d'autres qui, quoique paraissant simples, sont très-difficiles à maintenir réduites, telles que celles qui sont en bec de flûte, et qui surviennent à l'os de la cuisse, à cause de la forte rétraction des muscles; vous savez que celles qui sont avec fracas sont encore plus dangereuses, surtout si la contusion est considérable dans les parties molles environnantes; vous n'ignorez pas non plus que les fractures qui aboutissent dans les articulations mobiles sont très-souvent suivies d'ankylose. Toutes ces circonstances doivent être bien pesées pour établir un pronostic sage et plus assuré.

Les luxations peuvent être de peu de conséquence : ce sont celles qui ont lieu sans déchirure des ligamens, ni de fortes contusions. Mais il en est d'autres qui non-seulement sont très-difficiles à réduire, mais encore sont suivies d'accidens plus ou moins sérieux ; telles sont celles du fémur ou de l'humérus. Il y en a enfin d'autres qui sont mortelles dans le moment même où elles ont lieu ; telle est celle des vertèbres du cou, surtout la seconde. Ces connaissances sont donc essentielles, tant pour en pronostiquer les événemens et les suites, que pour décider de la cause de la mort.

Enfin les contusions ou meurtrissures peuvent être plus ou moins fâcheuses ou dangereuses. Quelquefois les parties sont meurtries au point d'être entièrement désorganisées, de sorte qu'il ne se fait aucune circulation, d'où suit nécessairement la mortification ; c'est ce qu'on appelle attrition. D'autres fois, la contusion intéresse des tendons, des ligamens, ce qui peut déranger l'action de la partie, souvent pour toujours, et même être suivi de tétanos lorsqu'il s'agit du poignet, du pied, etc. ce qui est le plus souvent mortel.

Je ne saurais donc trop le répéter ; combien un chirurgien ne doit-il pas être instruit pour se charger de pareilles décisions ! N'est-il pas à desirer que les juges ne choisissent pour experts que des hommes éclairés et de beaucoup d'expérience !

Avant d'entrer dans l'examen des différentes sortes de blessures, je vais vous donner quelques préceptes généraux qui doivent vous guider dans tous les cas.

Lorsqu'on est appelé pour visiter un blessé, soit qu'il s'agisse d'une plaie ou d'une fracture, si déjà un homme de l'art a été mandé et a appliqué un premier appareil, on le fera inviter de se trouver à la visite, et s'il y vient, on conférera avec lui sur l'état du malade ; on lui demandera les renseignemens qu'il est à même de donner sur ce qui a précédé ; on déterminera enfin, de concert avec lui, l'espèce de la blessure, et si l'on voit qu'il y ait quelque inconvénient majeur à lever l'appareil, comme par exemple dans un cas d'hémorragie qui viendrait d'être arrêtée, ou d'une plaie dont les lèvres seraient déjà rapprochées pour déterminer une réunion par première intention, ou enfin d'une fracture dont les fragmens auraient été mis en contact ; dans ces cas, dis-je, il serait prudent de remettre à un autre temps l'examen de la blessure. Si alors elle se trouvait bien guérie, le rapport serait favorable ; si au contraire elle ne l'était pas, ou ne l'était qu'incomplétement, on indiquerait non-seulement dans quel état elle se trouverait, mais encore à quoi devrait être attribuée la non-guérison ou les progrès du mal.

Comme le pronostic est une des parties les

plus essentielles d'un rapport, tant à raison
de l'intérêt des parties intéressées que pour
l'honneur de l'expert, on ne saurait jamais
trop employer de soin et d'exactitude afin de
le rendre conséquent, juste et à l'abri de toute
critique. Cette règle qui regarde tous les cas,
doit principalement être observée lorsqu'il
s'agit de blessures. Telle plaie qui paraît d'a-
bord très-simple, peut devenir grave et même
dangereuse, tandis que d'autres qui semblent
d'abord fâcheuses, ont cependant une heureuse terminaison, comme nous l'avons déjà
fait remarquer dans l'Introduction, d'après
M. Chaussier. Ne donnez donc des pronos-
tics dans les cas de plaies que conditionnelle-
ment, à moins que, bien convaincus de leur
simplicité ou de leur gravité, tant à raison
du tempérament et de la santé du sujet que
de l'importance des parties lésées, vous ne
soyez assurés de la justesse du jugement que
vous devez en porter. Cependant, comme il
est des circonstances où l'on est obligé de
fixer le temps nécessaire pour leur guérison,
on pourra dire qu'à moins d'accidens qu'il
n'est pas possible de prévoir, on pense qu'elle
pourra avoir lieu dans environ tel espace de
temps; mais dans le cas contraire, je veux
dire lorsqu'on suspecte ou qu'on connaît quel-

que vice qui peut rendre les plaies difficiles à guérir ou dangereuses, on ne doit point fixer de terme à la guérison, mais déclarer qu'il n'y a que le temps qui puisse en décider.

S'il s'agit de contusions, il faut examiner si elles ne sont pas feintes, ainsi que je l'ai dit dans l'Introduction où j'ai indiqué le moyen de s'en convaincre. On ne peut guère confondre les contusions réelles qu'avec les taches scorbutiques, ou celles qui sont produites par une fièvre maligne ou une petite vérole pourprée. Mais les taches scorbutiques ne paraissent guère que dans les derniers degrés de la maladie, et pour lors le scorbut offre des symptômes assez caractéristiques pour ne pas le méconnaître; les dernières démontrent trop leur nature par l'existence de la fièvre qui les a produites, pour qu'il soit nécessaire que nous insistions plus long-temps sur cette explication.

Il est encore un autre cas qui pourrait offrir quelque difficulté; il y a des gangrènes subites qu'on pourrait prendre pour des effets de contusions; mais elles sont distinguées par un cercle plus ou moins enflammé qui entoure la tache livide ou plus ou moins noire, et qui sépare le vif des parties mortes, ce qui n'arrive pas aux ecchymoses.

La gangrène qui paraît subitement, est ordinairement de l'espèce sèche, telle que celle qui survient le plus souvent aux vieillards; mais la dureté, la sécheresse qui la caractérisent, jointes au cercle inflammatoire, doivent la faire aisément distinguer des contusions.

L'ecchymose étant le résultat d'une extravasation de sang fourni par un vaisseau rompu par une cause externe et plus ou moins violente, s'il n'y a que ce vaisseau qui ait éprouvé cette violence, les parties adjacentes conserveront leur fermeté, leur action, leur vie, et bientôt l'absorption du sang extravasé fera disparaître l'ecchymose; mais si toute la partie se trouve meurtrie au point de perdre sa vitalité, l'absorption ne pouvant avoir lieu, le sang y séjournera, se décomposera, et une espèce de gangrène locale y surviendra. Telles sont les suites d'une contusion produite par un coup d'arme à feu, comme un boulet de canon mort, ou à la fin de sa course; un éclat de bombe; dans ces cas, la partie meurtrie se décompose et est réduite en bouillie. Cette espèce de contusion est appelée *attrition*.

Dans la première supposition, si l'ouverture du vaisseau est un peu considérable, ou le vaisseau d'un calibre fort, il s'y formera une tumeur par collection de sang, qu'on appelle *trombus.* C'est ce qui arrive quelquefois par la saignée ; sur la tête d'un enfant qui reste trop long-temps au passage en naissant, etc. Si le sang vient au contraire goutte à goutte, il se répandra en s'infiltrant tout autour dans le tissu cellulaire, ce qui constitue l'ecchymose proprement dite; mais les parties conserveront leur fermeté, leur vitalité, ce qui n'arrive pas encore dans les gangrènes humides ordinaires qui sont précédées d'inflammation, et où la peau molle, flétrie et décolorée, les fait aisément connaître et distinguer.

Il suit de tout ce que nous venons de dire, qu'on doit, dans ces sortes de circonstances, avoir recours aux signes commémoratifs, je veux dire à l'état de santé individuelle, aux maladies régnantes, à l'instrument dont on s'est servi, etc.

ARTICLE PREMIER.

Des Blessures de la Tête.

Voici ce que dit le savant Hévin sur les plaies de tête (1). « Le pronostic, dit-il, s'établit » sur la nature de la partie blessée, sur l'âge

______

(1) Pathol. et Thérap., tome 2, page 122.

» et l'état du malade; sur la figure, la masse
» ou pesanteur, la dureté ou consistance du
» corps ou instrument qui a fait la plaie. Il
» faut s'informer de la force de celui qui a
» frappé, de la violence avec laquelle le coup
» a été porté, de la manière dont il a été
» donné, à quelle distance en était le blessé,
» s'il est tombé du coup, de quelle hauteur et
» sur quel corps il est tombé; d'ailleurs, il
» faut être toujours fort circonspect dans les
» jugemens qu'on porte de ces blessures au
» premier instant. »

Une plaie qui n'intéresse que la peau du
crâne, si elle est faite par un instrument tranchant, tel qu'un couteau, un rasoir, etc. et si
le coup est parti de bien près, doit être regardée comme une plaie simple, qui doit être
guérie par la simple réunion dans cinq ou six
jours. Mais si l'instrument, quoique tranchant,
est d'un grand poids, qu'il soit lancé de haut
ou de loin, et par un bras vigoureux, on doit
s'en réserver le pronostic, à cause de la commotion qui est à craindre, surtout s'il n'y a
pas fracture au crâne.

Si l'instrument est poignant, et qu'il pénètre jusqu'à l'os, les suites de la blessure
sont souvent plus fâcheuses à cause de l'inflammation qui survient ordinairement et de

la douleur toujours plus violente que dans les plaies faites par incision. Le plus efficace de tous les moyens pour remédier à ces accidens est la dilatation, afin de débrider et de donner issue au sang et aux humeurs qui croupissent dans la piqûre; ceci est essentiel à savoir, afin que, si les accidens augmentent et que le mal devienne plus dangereux, on le mette sur le compte de celui qui a négligé d'y remédier.

S'il est question d'un coup donné avec un instrument contondant, tel qu'un bâton, une pierre ou autre corps de ce genre, on prendra les mêmes informations que nous venons de recommander; mais on ne portera pas de pronostic, parce qu'il n'y a rien de moins certain que la guérison dans le cas dont nous parlons, si peu violent qu'ait été le coup. En effet, Hippocrate rapporte qu'une jeune fille de six ans, ayant reçu au front un coup de main ouverte de la part d'un autre enfant de son âge, tomba sans connaissance; cependant elle parut se remettre de cet accident; mais quelques jours après elle retomba dans le même état, qui fut suivi de la mort, et on trouva un abcès dans le crâne, vis-à-vis l'endroit du coup.

Il n'est cependant personne qui n'ait vu

recevoir des coups les plus violens à la tête, sans en avoir observé des suites fâcheuses; tout cela tient à des circonstances que nous ne saurions ni apprécier ni connaître. La prudence exige donc que l'on confie au temps le soin de décider quel en sera l'événement.

On sait que la perte de connaissance qui suit immédiatement le coup ou la chute, est presque toujours l'effet de la commotion ; mais si quelque temps après que la connaissance est rendue au malade, elle se perd de nouveau, cela est plus dangereux, parce que cette seconde perte de connaissance est presque toujours occasionnée par quelque épanchement ou abcès, suivant le laps de temps qui s'est écoulé depuis l'accident.

Rapport sur des Coups à la tête.

Je soussigné, docteur en chirurgie, habitant, etc. certifie que cejourd'hui, ayant été mandé pour voir le nommé ...., rue ...., je m'y suis rendu aussitôt, parce qu'on m'a dit qu'il venait de recevoir quelques coups à la tête, qui lui avaient été donnés par un homme très-vigoureux, et qu'il en avait été assommé. Etant entré dans la chambre où il était, je l'ai trouvé assis sur un fauteuil, mais en pleine connaissance ; ayant procédé tout de suite à l'examen des excès, j'ai trouvé une tumeur de la figure et de la grandeur d'une moitié d'œuf de poule sur la partie supérieure latérale droite de la tête, et une plaie contuse à la partie antérieure un peu latérale du même côté, c'est-à-dire au front, de la longueur d'un pouce , qui avait donné une assez grande quantité de sang. Vu que cet homme avait été assommé par ces coups, et qu'il paraissait encore par instans un peu assoupi, je lui ai ouvert ladite tumeur remplie de sang, mais je n'ai découvert aucune fracture au crâne. Après lui avoir appliqué l'appareil convenable, il a été saigné d'abord du bras, et quatre heures après il l'a été du pied, ce qui paraît l'avoir soulagé. Cependant, comme les coups, même légers , donnés sur la tête, ont souvent des suites graves et même funestes, je ne saurais porter un pronostic assuré, n'y ayant que le temps qui puisse éclairer sur cet objet. Lesdites blessures paraissent avoir été faites avec un instrument contondant, tel qu'un bâton; en foi de quoi j'ai donné le présent rapport, pour servir autant que de droit ; lequel je certifie contenir l'exacte vérité. A Agen, le dixième du mois d'août 1772.

Autre Rapport sur un cas semblable.

Rapporté par nous, etc. que cejourd'hui, en vertu d'une ordonnance du lieutenant-criminel, etc. nous nous sommes rendus dans le village de ...., pour visiter le cadavre du nommé N...., maçon, mort de la veille, à la suite d'excès commis sur lui, dans une rixe qui avait eu lieu trois jours auparavant. Nous avons trouvé son corps dans un lit dont les draps étaient fort ensanglantés. L'officier de santé ordinaire s'y étant rendu, nous a dit que cet homme avait reçu trois coups d'une trique de la grosseur du bras sur différentes parties de la tête, qu'il avait perdu une grande quantité de sang par les blessures, et qu'il était resté sur la place pendant une heure sans connaissance ; qu'il l'avait saigné du bras, et que la connaissance lui était revenue ; et qu'attendu qu'il avait perdu une grande quantité de sang, il n'avait pas cru devoir réitérer la saignée. Il a ajouté qu'étant éloigné d'une lieue, il avait recommandé qu'on vînt l'instruire de ce qui pourrait arriver d'extraordinaire, et que n'en ayant eu aucune nouvelle, il avait cru qu'il allait mieux, etc. Après ces détails, nous nous sommes assurés de l'existence des trois coups donnés, dont l'un à la partie supérieure et latérale gauche de la tête, où était une plaie de longueur de trois travers de doigt, avec enflure au crâne; un second au haut du front, caractérisé par une ecchymose de la grandeur d'un écu de six livres; et un troisième coup à la partie postérieure de la même partie, lesquelles blessures ont paru avoir été le produit des coups donnés avec un instrument contondant, et être la cause de cette mort. L'ouverture du cadavre ne nous a fait découvrir aucun épanchement; mais les vaisseaux des méninges ont été trouvés très-gorgés, ainsi que plusieurs ramifications de ceux du cerveau, d'où nous concluons qu'il eût peut-être été possible d'éviter cette mort par le moyen de plusieurs saignées, soit du pied, soit de la jugulaire, et des applications résolutives sur la tête, ce que nous ne pouvons cependant pas assurer. En foi de quoi nous avons donné le présent rapport, que nous affirmons véritable. A, etc.

Nota. On pourra voir dans l'ouvrage de Devaux plusieurs autres rapports très-intéressans sur les coups à la tête.

ARTICLE II.

Des Blessures aux différentes parties de la Face.

Les blessures à la face peuvent être plus ou moins fâcheuses, suivant les parties qu'elles intéressent; ces parties sont les yeux, le nez, la bouche, etc.

Comme le sens externe le plus précieux est la vue, toute blessure qui l'abolit ou l'affaiblit doit être regardée comme fâcheuse et des plus calamiteuses. Une plaie à la cornée transparente laisse toujours après elle une cicatrice qui, s'opposant au passage des rayons de la lumière, doit diminuer la vision en proportion de son étendue et de son voisinage du centre; par conséquent, si elle est située sur la pupille, la vue doit en être grandement empêchée. Si l'instrument intéresse l'iris, la vue est entièrement perdue, et s'il va jusqu'à l'humeur vitrée, l'œil se vide; de sorte que, dans ce dernier cas, non-seulement il y a cécité absolue, mais encore une grande difformité. Ces différens états sont d'autant plus déplorables, qu'il n'est aucun moyen que l'art puisse employer pour y remédier.

Un coup d'instrument tranchant qui diviserait la partie cartilagineuse du nez, cause-

rait, en mutilant cet organe, une grande difformité, si l'on ne pouvait réunir les parties
divisées; dans ce cas même, la cicatrice ne
peut être que très-désagréable.

Un coup d'instrument contondant sur les
os du nez peut les enfoncer, et s'il est impossible de les ramener à leur niveau, il en résulte non-seulement une difformité, mais
encore une incommodité qui rend ces personnes insupportables dans les sociétés, c'est-
à-dire punais. Si le coup a porté sur l'apo-
physe montante de l'os maxillaire, il peut
arriver que le conduit nasal en soit dérangé,
et qu'un épiphora ou larmoiement en soit la
suite. Ici, comme dans plusieurs autres cas,
l'impéritie du chirurgien peut aggraver le mal
et les désagrémens; c'est aussi ce qu'il ne faut
pas oublier d'énoncer dans le rapport, mais
avec tout le ménagement possible, afin de ne
pas compromettre sans nécessité la réputation
d'un homme à qui on a eu tort de s'adresser,
mais qui a sans doute fait tout ce qu'il a pu.

Les blessures aux lèvres, si elles sont avec
perte de substance considérable, non-seulement occasionnent une grande difformité,
mais encore nuisent à la formation de la parole, et sont suivies de l'épanchement continuel de la salive.

La perte du pavillon de l'oreille, soit en totalité, soit en partie, ou des cicatrices vicieuses, peuvent aussi être le résultat d'une blessure par instrument tranchant : toutes ces circonstances doivent être appréciées.

Quant aux autres blessures du reste de la face, elles sont toutes extrêmement désagréables, à cause des cicatrices qui en sont la suite, surtout lorsque leur direction ne suit pas celle des plis de la peau. Mais il y en a qui ont des inconvéniens particuliers ; telles sont celles qui intéressent le conduit salivaire de sténon, ou la glande parotide : ces plaies sont souvent très-difficiles à guérir ; et si elles ne sont pas traitées très-méthodiquement, elles peuvent donner lieu à une fistule salivaire, d'où suit nécessairement un dérangement dans les digestions. Les coups d'instrumens contondans peuvent causer la perte des dents ; et s'ils sont portés sur les pomettes, occasionner ou l'écrasement des parois des sinus maxillaires, ou une forte commotion, suivie d'inflammation, et subséquemment de suppuration dans ces cavités, maladies graves et rebelles.

On doit donc bien considérer toutes ces circonstances et les conséquences ou la gravité de ces accidens, afin de les énoncer dans les rapports, pour mettre les tribunaux à même d'ordonner les indemnités convenables, et aux dépens de qui le mérite. Un chirurgien qui, par sa faute, les aura aggravées, ne doit pas être ménagé, parce qu'il aura à se reprocher ou d'avoir négligé le malade, ou d'avoir entrepris un ouvrage au-dessus de ses lumières, sans avoir daigné appeler à son secours des gens plus éclairés.

Nous devons cependant convenir que si la guérison n'est pas aussi parfaite qu'il serait à desirer, cela dépend quelquefois ou de la nature du mal ou des complications. Voilà ce à quoi un expert doit réfléchir.

ARTICLE III.

Des Blessures du Cou.

Les plaies du cou qui n'intéressent que la peau et les muscles, sont réputées plaies simples, mais il en est bien autrement si elles intéressent le pharynx, l'œsophage, le larynx, la trachée-artère, les gros vaisseaux, ou les nerfs récurrens.

Nous avons déjà dit que les plaies qui ouvrent les carotides, sont mortelles par elles-mêmes ; si les jugulaires sont entièrement coupées, surtout les internes, il n'y a guère moins de danger.

Les plaies qui percent le pharynx et l'œsophage sont très-graves. On les connaît au passage d'une partie des boissons par la plaie; et comme on ne peut nourrir les blessés par les voies accoutumées, attendu que le mouvement qu'excite la déglutition s'opposerait à la réunion, elles deviennent par cette raison beaucoup plus sérieuses.

Les plaies du larynx sont en général fâcheuses, parce qu'elles altèrent et affaiblissent la voix, dont cette cavité est l'organe principal. Elles le seraient encore bien plus, si ce malheur arrivait à une personne dont l'état serait la musique ou le chant. Si le nerf récurrent d'un côté est coupé, la voix en est très-affaiblie; mais si les deux le sont à la fois, elle est totalement perdue.

Les blessures de la trachée - artère sont moins fâcheuses, et se guérissent assez aisément si la section est pure et simple, et qu'elle ne comprenne qu'une partie du calibre de ce conduit; mais elles sont mortelles si la section est totale. Ce n'est pas précisément parce que la trachée se trouve complètement divisée que la blessure est funeste, mais parce qu'une plaie aussi profonde ne saurait guère avoir lieu sans que les gros vaisseaux soient intéressés.

Les fractures des vertèbres cervicales sont très-dangereuses, et elles deviennent mortelles, si la moelle épinière se trouve lésée.

On connaît que la trachée-artère est blessée, par la sortie de l'air à travers la plaie, et à la faiblesse de la voix lorsqu'on relève le menton, et qu'elle se fortifie lorsqu'on le rapproche de la poitrine, ou qu'on bouche la plaie.

La lésion de la moelle épinière est ordinairement suivie de paralysie des parties qui reçoivent les nerfs ayant leur origine au-dessus de la plaie et se trouvant compris dans la lésion.

Rapport sur une Plaie au Cou.

Je soussigné, etc. certifie qu'ayant été mandé pour aller secourir la dame N.... à sa maison de campagne, située à demi-lieue de cette ville, à l'occasion d'un coup d'instrument tranchant qu'on m'a dit qu'elle avait reçu au cou, et à la suite duquel était survenue une hémorragie qu'on ne pouvait arrêter, je m'y suis transporté au plus vite. Je l'ai trouvée dans son lit, ayant sur le cou un appareil tout sanglant que son chirurgien y avait appliqué; cependant l'hémorragie avait cessé, soit par la faiblesse que lui avait occasionné cette perte de sang, soit parce que l'air sortait encore peut-être à travers la plaie dont nous allons parler. Elle avait la voix très-affaiblie. Les choses étant ainsi, je remis au lendemain l'examen de la blessure; en conséquence, je m'y suis rendu de nouveau, et ayant levé l'appareil, je me suis convaincu que la trachée-artère était ouverte par une incision oblique de haut en bas, et de gauche à droite, laquelle comprenait trois anneaux cartilagineux. Je procédai, de concert avec le chirurgien ordinaire, à la réunion de cette plaie, au moyen de la suture sèche et du bandage, en rapprochant le menton de la poitrine, ce qui fut suivi d'une guérison complète dans l'espace de trois semaines. Un rasoir trouvé dans son lit, la direction oblique de la plaie, le lit appliqué contre le mur sur la droite et ne permettant pas de passer de ce côté-là, tout cela me fait croire que cette dame s'est blessée elle-même en voulant se donner la mort, comme le bruit s'en est répandu dans le public. En foi de quoi je donne, etc.

Autre Rapport.

Rapporté par moi, etc. qu'ayant été appelé au secours de N...., je l'ai trouvé dans son lit très-tranquille, etc. M'étant informé du sujet de ma visite, on m'a montré une plaie encore sanglante, qui s'étendait de bas en haut, depuis la racine du nez jusqu'à la partie moyenne du coronal, le long de laquelle il y avait de petites échancrures, et plusieurs grains de poudre qui étaient enchâssés dans la peau. On m'a fait voir ensuite une plaie transversale d'environ trois travers de doigt qui intéressait toute l'épaisseur de la peau vers la partie supérieure du larynx, sans avoir donné aucune atteinte à cet organe. On m'a dit en outre qu'on avait trouvé sur la table un pistolet et un rasoir, et qu'il y avait quelque temps que ledit N...., tracassé par des peines et chagrins, annonçait qu'il était las de vivre. J'ai présumé en conséquence qu'il avait commencé par se donner le coup de pistolet, ce qui, ayant trahi son dessein, l'obligea de se servir du rasoir pour s'égorger. En effet, comme je proférais ces paroles en sa présence, il est convenu de la vérité de ce que je disais, et a ajouté qu'il était las de vivre. En foi de quoi, etc.

ARTICLE IV.

Des Blessures à la Poitrine.

Les plaies de poitrine peuvent être plus ou moins graves, suivant qu'elles pénètrent ou qu'elles ne pénètrent pas dans cette capacité, et selon le dérangement ou la lésion des différentes parties qui y sont contenues : je m'explique. Une plaie qui n'intéresse que la peau et les muscles qui plastronnent la poitrine est dans la classe des plaies simples. Si elle pénètre dans la cavité, et qu'elle ne soit accompagnée ni de fracture des côtes, ni de lésion des parties contenues, elle peut être considérée de même, si ce n'est qu'elle exige plus de précautions que si elle ne pénétrait pas.

Si elle est compliquée de fracture des côtes, elle est plus sérieuse, et elle demande plus de temps pour la guérison. Elle est plus grave encore si l'artère intercostale est ouverte, et l'on ne doit donner, dans ce dernier cas, de pronostic, que lorsqu'on a solidement arrêté l'hémorragie. Si le sang, au lieu de couler par la plaie, s'épanche dans la poitrine, le cas est encore plus sérieux. Si le poumon est blessé et que ses gros vaisseaux soient ouverts, le danger est très-urgent ; mais s'il n'y a que quelques petits vaisseaux d'intéressés, il y a moins de danger.

Enfin, si l'instrument a ouvert quelque gros vaisseau, comme l'aorte, la veine-cave, etc. le cœur ou l'un de ses ventricules, ou les oreillettes, le malade meurt presque toujours dans le moment. Je dis *presque* toujours, parce que plusieurs observations prouvent qu'il est arrivé quelquefois que l'instrument même qui a fait la plaie, bouche celle qu'il a faite au cœur, et empêche la sortie du sang : voilà ce qui doit nous obliger à ne pas arracher l'épée qui paraît, par sa direction, aller vers cet organe, si le blessé éprouve des accidens qui fassent présumer un pareil malheur; car la mort suit toujours de près cette sorte d'exerèse. On a vu encore qu'un caillot a heureusement produit le même effet. Le blessé ne succombe pas moins; mais il a du moins le temps de mettre ordre à ses affaires et de se préparer à la mort.

Pour juger de la gravité de ces plaies, et en porter un juste pronostic, il est nécessaire d'en posséder le diagnostic. Comme les parties qui peuvent être lésées sont renfermées et inaccessibles à la vue, on ne peut en connaître les lésions que par les symptômes qui leur sont propres; c'est ce que je vais tâcher de développer.

La pénétration des plaies dans la poitrine peut se connaître par le moyen de la sonde, et par les symptômes qui la caractérisent. Le premier moyen est inutile et même dangereux; d'ailleurs il peut nous induire à erreur: car il peut arriver que le trajet de l'instrument qui a fait la plaie ait changé de direction, par le changement de la position actuelle du malade, relativement à celle où il était lorsqu'il a été blessé. Il peut donc se faire que la plaie pénètre, quoique la sonde ne nous le fasse pas connaître; aussi ce moyen est-il généralement proscrit. Nous l'avons déjà dit, une plaie pénétrante n'a rien de fâcheux, qu'autant qu'il y aurait quelque partie contenue qui se trouverait intéressée. Or, dans ce cas, les symptômes et les accidens qui se manifesteront doivent seuls régler le pronostic.

L'air qui sort de la poitrine par la plaie, si l'on fait respirer fortement le malade; le sang écumeux qui sort avec plus ou moins de vivacité pendant l'expiration; un emphysème qui paraît ordinairement autour de la plaie, voilà ce qui annonce que l'instrument a pénétré dans la cavité. Voici ce que Hévin dit à ce sujet :

« La sortie plus ou moins abondante du sang
» écumeux par la plaie ou par l'expectoration,
» la toux fréquente, l'oppression et difficulté
» de respirer, sont les signes ordinaires de la
» lésion des poumons.

» Le sang vermeil et écumeux vient des ar-
» tères pulmonaires; si le sang sort fluide par
» l'expectoration, ce sont les parties supé-
» rieures du poumon qui sont blessées ; si la

» plaie des parties contenantes est large, le
» sang en sort avec facilité, et le blessé en
» crache moins. Si elle est étroite, il toussera
» et crachera plus souvent, et même en quan-
» tité. S'il y a de gros vaisseaux ouverts ; si,
» dès le moment que la plaie est faite, il arrive
» un emphysème qui augmente beaucoup en
» peu de temps, c'est un signe de la lésion des
» bronches.

» Le pronostic doit être douteux toutes les
» fois que la plaie est placée à la partie supé-
» rieure de la poitrine, et à sa face postérieure
» près de la jonction des côtes avec les ver-
» tèbres.

» Si une plaie pénétrante dans la poitrine,
» est accompagnée d'angoisse et d'étouffement,
» que la respiration soit courte et entre-
» coupée, qu'il y ait des syncopes et sueurs
» froides, il est certain qu'il y a de gros vais-
» seaux ouverts qui fournissent beaucoup de
» sang, et que la mort du blessé est très-pro-
» chaine. »

Il peut arriver qu'un coup d'épée, par exemple, soit donné vers la région inférieure de
haut en bas, et qu'il perce le diaphragme.
Cette cloison musculaire est en partie charnue
et en partie tendineuse, et l'on peut distinguer
laquelle de ces deux régions est blessée, au

moyen des signes qui leur sont particuliers.
Ecoutons encore Hévin.

« On connaît, dit-il, que la partie charnue
» est blessée, par une grande difficulté de res-
» pirer, une toux forte et fréquente, et une
» douleur aiguë qui répond à l'épine. Si le
» blessé a un ris sardonique, le hoquet, des
» mouvemens convulsifs, le délire, et des
» syncopes fréquentes, c'est signe que le cen-
» tre nerveux du diaphragme est blessé. »

On connaît qu'il y a un épanchement de
sang dans la cavité de la poïtrine, à la difficulté de respirer, qui augmente ou diminue
suivant la position que prend le malade. Si
l'épanchement est du côté droit, et qu'il se
couche sur le côté gauche, le sang compri-
mera le médiastin, et le poussera vers le côté
opposé, et conséquemment cette dernière cavité en sera diminuée, ce qui gênera la respiration dans le poumon gauche, *et vice versâ*.
Lorsque le blessé se mettra sur son séant,
l'épanchement pèsera sur le diaphragme, d'où
résultera la difficulté de respirer. La situation
la moins pénible pour lui sera celle où il sera
couché horizontalement, l'épine en dessous,
ou bien couché sur le côté où le sang sera
épanché.

Dans ce cas, si l'hémorragie est arrêtée, le

malade peut guérir, pourvu qu'on donne issue au sang par l'opération qu'on pratique pour l'empyème.

Quoique nous ayons dit qu'en général les plaies de poitrine qui ne sont pas pénétrantes, sont réputées pour plaies simples, il faut cependant savoir qu'il y en a qui peuvent être plus ou moins graves. Un coup d'épée, par exemple, qui glisserait entre les côtes et les muscles pectoral ou dorsal, dans une certaine étendue, serait plus ou moins fâcheux et difficile à guérir, à cause des sinus qui pourraient se former dans la plaie, si elle n'était pas traitée méthodiquement; et elle serait bien plus dangereuse, et même peut-être mortelle, si la pointe de l'épée allait ouvrir l'artère axillaire à sa sortie de la poitrine.

Les coups d'instrumens contondans ou les chutes peuvent encore être plus ou moins dangereux, à raison de la fracture des côtes et de la commotion qu'ils peuvent occasionner aux viscères contenus dans la poitrine, et de la rupture des vaisseaux qui en est quelquefois la suite. Les contusions au sein des femmes peuvent leur devenir funestes.

Rapport sur une Blessure à la Poitrine.

Nous, médecin et chirurgien de la ville

de...., nous sommes transportés au lieu N....,
où nous avons trouvé le cadavre d'un homme
dans le chemin qui conduit à .... ; cet homme
avait la face contre terre, il portait un gilet
rayé rouge et bleu, sans manches ; ses habits
et son chapeau étaient à six pas de lui, et
un fourreau de sabre à trois pas sur la gauche ;
le bras gauche était fléchi sous la poitrine ;
le droit, dont la chemise était retroussée jusqu'au-dessus de l'avant-bras, était étendu en
avant. Nous trouvâmes un gant à la main
droite, et une certaine quantité de sang répandu à terre, et que le cadavre couvrait en
partie. Ayant fait déchirer la chemise et le
gilet, et après avoir découvert toute la partie
postérieure de son corps, nous en avons examiné toute l'étendue, sur laquelle nous n'a-
vons découvert ni meurtrissure, ni plaie.
L'ayant fait retourner la face en l'air, nous
avons observé une plaie d'environ un pouce
à la face antérieure un peu latérale droite de
la poitrine, entre la quatrième et la cinquième
vraies côtes, sans autre blessure sur cette face
du corps. Ayant ensuite procédé à l'ouverture
de la poitrine, pour observer la direction de
l'instrument qui avait fait la plaie, nous avons
trouvé cette capacité remplie de sang, le lobe
du poumon droit percé d'outre en outre, et

la crosse de l'aorte ouverte aux deux tiers de son calibre; ce qui est incontestablement la cause de la mort. Toutes les circonstances qui viennent d'être rapportées, prouvent évidemment que cet homme a été tué, son corps défendant, ou en duel, d'un coup d'une large épée ou sabre. En foi de quoi, etc.

ARTICLE V.

Des Blessures au Bas-Ventre.

Les blessures du bas-ventre comprennent les simples contusions de cette cavité et les plaies dont elle peut être le siége.

Les coups portés sur le bas-ventre deviennent souvent dangereux, en comprimant ou meurtrissant quelques-uns des viscères qui y sont contenus. En effet, si l'on n'y remédie pas promptement par l'emploi des saignées, des fomentations, des lavemens, et autres remèdes propres à prévenir ou à modérer les engorgemens ou l'inflammation, il en résulte des maladies extrêmement graves. C'est ce qu'on peut voir dans l'ouvrage de Morgagni, que j'ai déjà cité. (*Ep.* 54.)

Les plaies de l'abdomen se divisent, ainsi que celles de la poitrine, en non-pénétrantes et en pénétrantes. Ces dernières se sous-divisent en celles qui sont accompagnées d'issue d'une des parties contenues dans la cavité, et en celles qui sont sans cette complication. On les distingue encore en celles qui sont jointes à une lésion des parties contenues et en celles où ces parties n'ont éprouvé aucun dérangement ou aucune lésion.

Les plaies non-pénétrantes sont dans la classe des plaies simples ; les pénétrantes, sans lésions ni issue de quelque viscère, ne sont guère plus sérieuses ; mais si elles sont un peu considérables ou étendues, quoiqu'elles ne soient pas accompagnées, pour le moment, d'issue des parties, elles ne sont cependant pas réputées simples, attendu que dans la suite elles peuvent donner occasion à des hernies ventrales ; ce qui mérite considération dans le rapport.

Celles qui sont accompagnées d'issue des parties, sont plus ou moins graves, suivant les viscères qui se présentent, et aussi d'après diverses circonstances. Par exemple, l'issue de l'épiploon est moins fâcheuse que celle de l'intestin, et l'une et l'autre sont d'autant plus dangereuses, qu'il y a plus de temps que ces parties sont dehors, parce que l'air et l'étranglement qu'elles éprouvent les flétrissent, les dessèchent, les enflamment, au point que la mortification en est souvent la suite. On peut donc, par cet exposé, se convaincre que le pronostic, partie essentielle d'un rapport, suppose des connaissances anatomiques et pathologiques, sans lesquelles on peut commettre des erreurs. Parlons maintenant des lésions des parties contenues.

Pour connaître quelles sont les parties qui ont été intéressées par l'instrument qui a fait la plaie, il faut se rappeler leur situation ; c'est ce que l'anatomie nous enseigne : en second lieu, nous devons connaître les symptômes et les signes qui sont propres aux blessures de chaque viscère, voilà ce que la pathologie nous apprend.

« La douleur et les coliques, la tension et
» le gonflement, la difficulté, en certains cas,
» de la respiration ; le vomissement, la sortie
» des différentes humeurs par la plaie, la soif
» et la sécheresse de la langue ; la dureté, l'in-
» termittence ou la faiblesse du pouls, le trem-
» blement et la pâleur du blessé, son change-
» ment continuel de situation, des syncopes
» et des sueurs froides, sont les signes géné-
» raux de la lésion des différens organes ren-
» fermés dans le bas-ventre, et des épanche-
» mens dans cette cavité. »

Voici maintenant ce qu'il faut savoir relativement aux blessures de chaque viscère en particulier.

§. Ier. *Plaies de l'Estomac.*

Rappelez-vous d'abord la situation de l'estomac, soit dans l'état de vacuité, soit dans celui de réplétion; lorsqu'il est vide et affaissé, il est moins à portée d'être blessé; lorsqu'il est plein, il avoisine davantage les muscles et les tégumens, et sa tension fait qu'il échappe moins aisément à l'action des armes qui pénètrent dans la capacité du ventre; on doit donc s'informer du temps qu'il y a que le blessé a pris son dernier repas.

Les signes rationnels des plaies de l'estomac sont les suivans. Le blessé éprouve une douleur fixe et profonde dans la région épigastrique; si l'estomac contient des alimens déjà réduits en chyme, cette matière sort par la plaie; le malade a des nausées; il vomit les alimens plus ou moins mêlés de sang; le hoquet survient, surtout si la plaie avoisine son orifice supérieur; quelque temps après, on observe du sang dans les selles : en combinant ces symptômes avec l'état de l'estomac, on pourra parvenir à connaître s'il est véritablement blessé.

Si la blessure est peu considérable et vers

le bord supérieur, ce qui favorise moins l'épanchement des matières contenues, cette plaie, quoique très-grave, peut n'être pas funeste, pourvu que le blessé soit secouru à temps et d'une manière convenable. Mais si la plaie est étendue, et que les alimens se répandent dans la capacité du bas-ventre, le cas est très-sérieux, et le plus souvent mortel, surtout si quelque gros vaisseau est ouvert.

On ne peut d'ailleurs espérer la guérison des plaies de l'estomac, qu'autant qu'elles sont situées vers la partie moyenne de l'une de ses faces et non vers sa grande ou sa petite courbure, où se trouvent des artères considérables dont la lésion est nécessairement funeste. Les plaies qui ont leur siége au voisinage du pylore ou du cardia sont dans le même cas, parce que l'épanchement des alimens en est la suite inévitable.

§. II. *Plaies des Intestins.*

On juge que les intestins ont été lésés, lorsque l'instrument vulnérant ayant pénétré dans l'abdomen vers la partie moyenne de cette cavité, il sort par la plaie des matières alimentaires plus ou moins digérées. Plus ces matières sont fluides, plus leur odeur est fade ou simplement aigre; plus la portion d'intes-

tin qui a été lésée est rapprochée de l'estomac.
Ces substances sont au contraire plus consis-
tantes, plus fétides et plus colorées lorsque
la plaie intéresse la dernière portion du conduit intestinal. Par-là on peut juger si ce sont
les intestins grêles ou les gros intestins qui
ont été blessés.

Quoique ces plaies ne soient pas essentiel-
lement mortelles, elles peuvent quelquefois
le devenir par le défaut des secours nécessaires, ou par l'épanchement des substances
alimentaires, d'où résulte une inflammation
de bas-ventre qui est toujours suivie de la
gangrène. Toutes choses étant égales, les plaies
longitudinales des intestins sont moins fâcheuses que les transversales.

§. III. *Plaies du Foie et de la Rate.*

Lorsqu'une plaie pénétrante a son siége à
la partie latérale et supérieure du bas-ventre,
on a lieu de croire que le foie ou la rate a été
blessé : le premier, si la plaie est à droite ; la
seconde, si elle est à gauche. Mais ce ne sont
pas là les seuls cas où ces deux organes puissent être intéressés. Un coup d'épée , par
exemple, peut fort bien, après avoir pénétré
dans l'abdomen du côté gauche et inférieure-
ment, remonter du côté droit et venir blesser

le foie. Il en est de même pour la rate. Bien plus, l'un ou l'autre peut être lésé par suite d'une plaie pénétrante de la poitrine et à travers le diaphragme. Il est donc bien utile de connaître dans quelle direction a été poussé l'instrument vulnérant. Mais il y a des signes propres à la lésion du foie et d'autres à celle de la rate : je vais vous les exposer d'après Hévin.

Dans la plaie du foie, le blessé se plaint d'un tiraillement qui se fait sentir dans l'hypocondre droit et jusqu'à l'épine du dos ; il souffre davantage pendant l'inspiration. Il survient quelquefois des hoquets et même des vomissemens bilieux. Souvent aussi la jaunisse se déclare. La douleur, qui d'abord n'est pas fort vive, augmente peu à peu ; la fièvre s'allume, l'appétit se perd, etc. etc.

Les plaies du foie sont toujours graves et les suites très-incertaines ; elles sont mortelles si la veine-porte a été ouverte.

Celles de la rate sont ordinairement accompagnées d'une hémorragie si abondante, que les secours de l'art sont presque toujours inutiles. On peut juger, d'après les accidens qui accompagnent l'épanchement sanguin, que ce viscère a été intéressé lorsque d'ailleurs la situation de la plaie ou la direction de l'instrument vulnérant l'ont fait présumer. Il faut savoir en outre que la rate est plus volumineuse et moins enfoncée dans l'état de vacuité de l'estomac que lorsqu'il est plein d'alimens, et qu'elle est par conséquent plus exposée à être blessée dans le premier cas.

§. **IV.** *Plaies des Reins et des Uretères.*

« Lorsque les reins sont blessés, dit Hévin,
» le malade rend du sang par les urines, prin-
» cipalement si la plaie a pénétré jusqu'à la
» cavité du bassinet, la douleur s'étend jus-
» qu'à la verge ; la suppression des urines est
» un accident ordinaire de ces plaies.... Lors-
» que l'instrument ouvre les vaisseaux émul-
» gens, dans la substance des reins, ou à leur
» entrée dans cet organe, il se fait un épan-
» chement mortel quand le coup a été porté à
» la partie postérieure du rein ; le sang se ré-
» pand dans la tunique adipeuse, ou dans le
» corps graisseux, placé entre les reins et les
» muscles... Les mêmes accidens surviennent
» aux plaies des uretères, et la tension de tout
» le bas-ventre devient bientôt des plus con-
» sidérables.

» Lorsque la vessie est percée étant pleine,
» dit le même auteur, l'urine sort par la plaie
» ou se répand dans le tissu cellulaire, et la

» mortification ne tarde pas à se manifester;
» le vomissement et l'érection accompagnent
» souvent ces blessures, ainsi que le pissement
» de sang. » On peut ajouter que l'odeur de
l'urine décèle bientôt ces plaies, et que le malade pisse peu ou point par l'urètre.

§. V. *Plaies de la Vessie et de la Matrice.*

Les plaies de la vessie ne sont pas mortelles,
ainsi que le croyaient les anciens; l'opération
de la taille en est une preuve convaincante.
Mais si la plaie est située de manière à permettre l'épanchement de l'urine dans la capacité du bas-ventre, elle le devient infailliblement, à moins qu'on ne puisse détourner le
cours des urines vers l'urètre, par le moyen
d'une algalie placée à demeure. Ce moyen
pouvant éviter cette déviation d'urine, un
officier de santé qui aurait négligé de l'employer serait donc blâmable.

« Lorsque la matrice est blessée, dit encore
» Hévin, il sort du sang par le vagin; la ma-
» lade ressent des douleurs aux lombes et aux
» hanches, aux aines et aux cuisses.

» Ces plaies, continue-t-il, ne sont pas né-
» cessairement mortelles : cela est prouvé par
» l'opération césarienne; cependant les plaies
» de la matrice dans une grossesse un peu

» avancée , sont toujours fort dangereuses ,
» parce que cet organe est pour lors fort rem-
» pli de sang, et que le volume de l'enfant
» s'oppose au rapprochement des lèvres de la
» plaie. »

Quant aux blessures d'armes à feu, je n'en
dirai rien ici, ayant intention d'en parler dans
un article particulier.

Rapport sur des Blessures au Bas-Ventre.

Nous, médecin et chirurgien du roi en son
Châtelet de Paris, soussignés, certifions qu'en
vertu de l'ordonnance de M. le lieutenant-criminel, en date du 31 août 1675, nous avons
visité Antoine Gaspard, fils de Jacques, chirurgien-juré à Paris, auquel nous avons trouvé
une plaie située à la partie supérieure de l'épi-
gastre, au côté droit, à un travers de doigt du
cartilage xyphoïde, ayant environ un pouce
de longueur, pénétrant dans la cavité du bas-
ventre, entre le diaphragme et le foie ; laquelle plaie nous jugeons avoir été faite par
quelque instrument tranchant et piquant,
comme épée, dague, poignard ou autre semblable. Pour raison de quoi le susdit blessé a
besoin d'être bien et soigneusement pansé, et
d'observer un régime de vie très-exact pour
prévenir les accidens mortels qui peuvent lui

arriver, tant à cause de l'importance des organes situés dans l'endroit où la plaie pénètre, qu'à cause du sang qui y peut être épanché, de l'événement desquels symptômes on ne peut répondre certainement, qu'il n'y ait encore plusieurs jours d'écoulés. Fait à Paris, les jour et an que dessus (1).

ARTICLE VI.

Des Blessures aux extrémités.

Après tout ce que j'ai dit relativement aux blessures des autres parties, il me reste peu de chose à ajouter sur les blessures des extrémités et autres parties extérieures.

Les plaies de ces parties peuvent être simples ou compliquées; quant aux premières, je ne reviendrai pas sur ce que j'en ai dit précédemment. Les compliquées sont celles qui sont accompagnées de contusion, de fracture, d'hémorragie; de section totale d'un gros nerf, d'une artère un peu considérable, d'un ou de plusieurs tendons; de rupture des ligamens capsulaires et autres.

Une plaie avec une forte contusion ne peut être réunie avant d'avoir détruit la contusion;

____

(1) Devaux, Art de faire des Rapports.

pendant ce laps de temps la suppuration ou l'inflammation arrivent, et la guérison ne peut qu'en être prolongée. Si ce désordre se trouve sur une partie où il y ait beaucoup de tendons, des ligamens superficiels, cela peut devenir très-sérieux par les accidens que ce désordre produit très-souvent, comme aux poignets, aux pieds, aux genoux, etc. Le mal est encore bien plus fâcheux si ces parties sont déchirées et les os écrasés, ce qui exige presque toujours l'amputation si l'on veut prévenir un tétanos mortel.

Si l'hémorragie peut être arrêtée, le mal sera moins grand, pourvu qu'on y parvienne sans être obligé de faire la ligature du vaisseau ; mais si la ligature est nécessaire et qu'il faille la pratiquer à un tronc au-dessus duquel il n'y ait aucune ramification qui supplée aux vaisseaux qui nourrissent les parties inférieures, on comprend bien que ces parties, privées de nourriture, tomberont en mortification. Il faut en dire autant si l'instrument a fait la section totale de ce tronc, quoiqu'on ait pu arrêter l'hémorragie.

Si un gros nerf est entièrement coupé, les parties subjacentes ou inférieures auxquelles ce tronc fournissait des divisions nerveuses, tomberont en paralysie, ce qui est d'autant plus déplorable qu'on ne saurait y remédier par aucun moyen.

Si c'est un tendon qui a été divisé, il est fort à craindre que l'action de la partie à laquelle il appartient ne soit totalement perdue, ou, pour le moins, qu'elle ne soit diminuée et dérangée.

Une plaie qui pénètre dans une articulation mobile est en général fâcheuse, elle guérit difficilement si l'on ne prend toutes les précautions possibles; en effet, l'écoulement de la synovie la rendra fistuleuse, à moins qu'on ne s'y oppose et par une situation convenable de la partie, et par un appareil propre à fermer l'ouverture : dans ce cas même l'ankylose est fort à craindre.

Il me reste enfin à vous prévenir d'un artifice contre lequel il faut être en garde. Il y a des gens qui sont assez méchans pour faire sur des cadavres des incisions, afin de faire croire que la personne a reçu ces blessures avant sa mort. Pour éviter de pareilles méprises, on doit considérer que, si l'on fait des incisions sur un cadavre, les lèvres de la plaie ne s'écartent presque pas l'une de l'autre, qu'elle n'est que peu ou point ensanglantée, et que les bords, bien loin d'être gorgés ou enflés, sont au contraire flétris et fort pâles, tandis que sur le vivant ces caractères sont tout opposés.

Rapport sur une *Blessure à la première phalange du Pouce.*

Rapporté par moi, etc. que cejourd'hui, etc. j'ai vu et visité le sieur L..... que j'ai trouvé blessé d'une plaie transversale faite par un instrument tranchant, ayant deux bons travers de doigt dans sa longueur, située sur la partie inférieure de la première phalange du pouce de sa main gauche, à la distance de deux lignes ou environ de la jointure de cette phalange avec l'os du métacarpe qui la soutient, dans l'étendue de laquelle non-seulement les deux extenseurs du pouce, mais l'os même se trouve presque totalement coupé, ce qui me fait juger qu'encore que le susdit blessé ait été fort méthodiquement pansé, il ne laissera pas d'être privé de l'extension du pouce en question, à cause de la section desdits tendons, dont la réunion n'a pas été tentée dans les premiers jours. Cependant ledit L.... a besoin d'être encore pansé très-régulièrement pendant plus de trois semaines; d'observer un régime exact, et de garder le repos, pour éviter les .fâcheux accidens qui arrivent ordinairement aux plaies des tendons pendant que la suppuration se prépare. Fait à Paris, etc. (*Extrait de l'ouvrage de Devaux.*)

Rapport sur une Plaie à la Cuisse.

Je soussigné, etc. certifie avoir été appelé pour voir le nommé M.... à l'occasion d'une rixe arrivée depuis six jours, lequel m'a fait voir une plaie au côté externe et vers le tiers inférieur de la cuisse droite. Cette plaie, qui avoit trois pouces de long sur un demi-pouce de profondeur, et environ la même étendue dans sa plus grande largeur, était en pleine suppuration, et m'a paru avoir été faite par un instrument tranchant, tel qu'un couteau, un sabre ou autre de cette nature. Il est vraisemblable que si cette plaie avait été réunie d'abord par un simple bandage unissant, elle serait déjà cicatrisée et ne tarderait pas à être guérie; tandis que ce moyen simple ayant été omis, il faut au moins un mois pour son entière guérison. En foi de quoi, etc.

Rapport sur une Plaie à la Main.

Je soussigné, etc. déclare que la nommée N... est venue chez moi cejourd'hui, à trois heures après-midi, pour réclamer mon secours à l'occasion d'un coup de couteau qu'elle m'a dit venir de recevoir à une main, lequel avait coupé les extenseurs du pouce, ainsi que les ligamens de la première phalange avec l'os du métacarpe qui y répond, ce qui lui fait perdre son mouvement d'extension ; et attendu que ladite N.... est affectée d'un vice scrophuleux, il n'est pas possible de déterminer le temps nécessaire pour sa guérison. En foi de quoi, etc.

ARTICLE VII.

Des Blessures par armes à feu.

« Les plaies faites par les armes à feu, dit
» Hévin, doivent être considérées comme
» celles qui sont le plus violemment contuses;
» la contusion, quoique souvent peu étendue,
» est toujours très-considérable; car toutes
» les parties pénétrées par le coup sont frois-
» sées, déchirées, et souvent détruites avec
» plus ou moins de perte de substance. »

Il n'y a donc pas de comparaison à faire entre une plaie d'arme à feu et celle qui est faite par tout autre instrument. Un corps poussé par toute autre puissance, quelque violente qu'elle soit, ne saurait produire sur l'économie animale les effets qu'il occasionnerait s'il était lancé par l'explosion de la poudre à canon. Il serait difficile sans doute de donner la raison de cette différence, mais il suffit que nous sachions qu'elle existe.

Tout coup d'arme à feu sur nos parties y cause d'abord une commotion plus ou moins violente, laquelle s'étend plus ou moins dans le système, suivant la force de l'arme ou la quantité de la poudre employée, ou la distance à laquelle elle pousse le corps qui frappe ; ensuite ces parties sont affectées d'une stupeur plus ou moins forte ; bientôt il s'y forme des engorgemens et des étranglemens ; enfin la contusion est telle, qu'il en résulte une escarre ou la mortification de ces parties.

Il arrive quelquefois qu'un boulet de canon renverse un homme auprès duquel il passe, sans cependant le toucher. Un éclat de bombe cause le plus grand ravage sur la partie qu'il frappe sans y produire quelquefois de plaie.

Si une balle morte occasionne tous ces effets à un degré inférieur, à la vérité, que de dérangemens n'occasionnerait - elle pas lorsqu'elle pénètre dans le crâne, dans la poitrine, dans le bas-ventre, si elle y rencontre quelqu'un des viscères que ces cavités renferment?

Quelquefois la balle reste dans la cavité ou dans la partie intérieure qu'elle pénètre. C'est ce qu'on peut connaître par le défaut de contre-ouverture ou de sortie au côté opposé ; d'autres fois la balle peut être sortie et avoir laissé après elle quelque autre corps qu'elle aura trouvé sur sa route, comme un bouton ou un fragment de vêtement, ce qui, par son séjour, peut produire encore des accidens graves.

Enfin, le pronostic des blessures faites par arme à feu est presque toujours ou incertain ou fàcheux, lorsqu'elles ont lieu sur les capacités et les articulations, ou bien sur les parties tendineuses, ligamenteuses, etc.

Rapport sur une Plaie d'arme à feu.

Je soussigné, etc. certifie que j'ai commencé, il y a trois jours, à panser Jacques de l'Ecluse, dit Saint-Romain, d'un coup de pistolet dans l'hypogastre, qui a son entrée au côté droit sur la crête de l'os des îles, et sa sortie au pli de l'aine gauche, perçant la vessie urinaire dans son trajet, ainsi qu'il me parut, tant par la situation de ladite plaie, que par un continuel écoulement d'urine sanguinolente; pour raison de quoi j'estime que ledit sieur de Saint-Romain est dans un grand danger de perdre la vie; car, outre que les plaies de vessie sont censées mortelles, ladite plaie a été suivie de plusieurs symptômes des plus fàcheux, comme fièvre avec frisson irrégulier, vomissement bilieux, hoquet fréquent, et grand abattement de toutes ses forces; ce que je certifie véritable, etc. (*Extrait de l'ouvrage de Devaux.*)

Autre Rapport sur le même sujet.

Rapporté par nous, etc. que cejourd'hui nous avons été appelés pour voir le nommé N...., compagnon serrurier, logé, etc. lequel venait de recevoir un coup de pistolet, qui lui avait fracassé la main droite, déchiré les tendons extenseurs des trois doigts du milieu, d'où il résulte qu'il en sera estropié le reste de ses jours, et dans l'impossibilité d'exercer son état; et attendu les accidens fâcheux qui suivent ordinairement ces sortes de blessures, nous ne saurions assurer qu'il y survivra, ou déterminer le temps nécessaire pour sa guérison dans le cas où il évitera les convulsions qui sont à craindre en pareille circonstance. En foi de quoi, etc.

ARTICLE VIII.

De la Contusion, de l'Ecchymose, de la Sugillation.

Quoique j'aie parlé dans plusieurs occasions de la contusion, de l'ecchymose, de la sugillation, j'ai cru essentiel de vous en entretenir dans une leçon particulière, pour vous faire éviter les *qui pro-quo* qu'on commet assez généralement au sujet de ces trois expressions qu'on regarde comme synonymes, quoique dans le vrai elles soient bien différentes l'une de l'autre.

Contusion signifie la même chose que *meurtrissure*. Il vient du mot latin *contundere*, meurtrir, écraser. La contusion est donc un écrasement plus ou moins fort de quelque partie.

Ecchymose vient du grec, et se rend en latin par le mot *effusio*, épanchement, parce qu'en effet l'ecchymose n'est autre chose qu'un épanchement de sang dans le tissu cellulaire sous-cutané. Elle se manifeste toutes les fois que la contusion est assez forte pour produire quelque rupture d'un vaisseau sanguin, d'où le sang s'extravase pour infiltrer le tissu cellulaire, ce qui donne à la peau une couleur plus ou moins livide et marbrée.

Il suit de là que la contusion peut exister sans ecchymose s'il n'y a aucun vaisseau rompu, et que l'ecchymose, étant toujours l'effet de la contusion, ne peut pas exister sans contusion ou meurtrissure préalable qui en est la cause déterminante. Mais la contusion, ainsi que l'ecchymose, est toujours l'effet d'une cause plus ou moins violente et externe.

Le sang qui s'épanche ainsi, peut, dans certaines circonstances, se ramasser en un seul endroit et y former une tumeur circonscrite, ou bien il peut, en sortant en plus petite quantité et d'une manière plus lente, infiltrer le tissu cellulaire, et ne former qu'une tumeur très-peu sensible et non-circonscrite; voilà ce qui a donné lieu à distinguer cet épanchement en *thrombus,* lorsqu'il forme la tumeur sensible et circonscrite, et en *ecchymose,* lorsque le sang se répand sous la peau par infiltration.

La *sugillation* est encore une infiltration de sang dans le tissu cellulaire; de sorte qu'au premier coup d'œil on n'y aperçoit aucune différence, et que pour la distinguer de l'ecchymose il faut avoir égard à la cause. La sugillation est produite par une cause interne, soit qu'elle vienne d'une dissolution du sang, ou que les vaisseaux trop relâchés lui livrent passage par anastomose ou par diapédèse (1).

Cette distinction est si nécessaire que, faute d'y faire attention, on commet tous les jours

---

(1) Par *anastomose,* lorsque le sang sort par l'extrémité béante ou relâchée du vaisseau; par *diapédèse,* lorsque le sang exsude à travers les parois des vaisseaux comme une rosée.

de très-grandes erreurs. L'exemple suivant va nous en convaincre. Une femme, mariée depuis environ un an et grosse de cinq mois, reçut de la part de son mari, tourmenté de jalousie, quelques coups de pied, dont l'un à une cuisse et quelques autres au ventre. Cette femme mourut quatorze jours après, et elle fut enterrée. Le père de cette femme ayant appris que son mari l'avait maltraitée, l'attaqua en justice par-devant le tribunal d'Agen, comme auteur de cette mort ; et il eût été condamné, quoique innocent, si on n'eût pas fait attention à plusieurs circonstances qui montraient que la mort de cette femme dépendait d'une toute autre cause.

En effet, il régnait dans ce temps-là une petite vérole très-meurtrière et fort maligne ; quelques jours avant de tomber malade, la personne dont il est question alla voir et soigner son frère attaqué de cette maladie, qu'elle n'avait pas eue, et qui était si grave qu'il en mourut couvert, comme presque tous ceux qui en furent atteints, d'une éruption pourprée et de nombre de sugillations. Cependant il n'y avait encore que six ou sept jours que cette femme avait reçu des coups de la part de son mari, lorsqu'elle fut attaquée d'une fièvre violente, avec de vives douleurs à la

tête et aux reins, à quoi succéda un violent
vomissement (ces symptômes appartiennent
à la petite vérole, et on peut s'y attendre dans
ces cas, lorsqu'elle règne dans le pays). Le
second jour de la fièvre cette femme eut une
hémorragie des plus abondantes par le nez;
le sang était dissous et très-noir, signe presque toujours mortel. En effet, elle mourut
couverte de sugillations, avec quelques traces
de pustules varioliques.

La plainte ayant été portée au tribunal,
l'exhumation et la visite du cadavre furent
ordonnées. Les deux médecins nommés à cet
effet ne se méprirent pas sur la nature des taches qui paraissaient sur la peau; et après
avoir rapporté les symptômes que cette femme
avait éprouvés, ils décidèrent avec raison
qu'elle était morte de la petite vérole régnante.

J'ai déjà dit que le scorbut donnait lieu à
des sugillations ou à des taches qui peuvent
simuler une ecchymose. Les signes généraux
de cette maladie feront éviter de s'y méprendre.

ARTICLE IX.

Des Visites des Cadavres exhumés.

Rien n'est plus capable de nous induire en
erreur dans les visites des cadavres que leur

séjour dans le tombeau un certain temps après leur inhumation. La corruption plus ou moins avancée cause souvent un tel changement sur les parties, qu'il est impossible de discerner les effets de cette cause de ceux des excès commis avant la mort.

J'ai dit, à l'article *de l'Empoisonnement*, qu'il y a des terrains qui conservent plus ou moins de temps les corps des animaux : l'expérience et l'observation confirment la vérité de cette assertion ; tout le monde sait qu'un temps humide et chaud corrompt les viandes, et qu'on les conserve plus long-temps lorsque l'atmosphère est froide et sèche.

Un certain degré de chaleur qui n'est pas accompagnée d'humidité, dessèche les corps qui sont privés de la vie et les réduit en momies. Tous ces faits sont connus des physiciens, ainsi je me dispenserai d'en donner les raisons.

Il suit de ce qui précède, qu'un corps animal peut se conserver et être défendu contre la pourriture par certains terreins, comme ceux qui sont sablonneux, secs, et exposés constamment à un degré convenable de chaleur, et qu'au contraire, il est d'autant plutôt corrompu que le lieu où il est enterré est plus humide et exposé au chaud.

Il est encore d'autres espèces de terres qui conservent les corps morts : par exemple, les terres bolaires ou absorbantes, celles parmi lesquelles il y a beaucoup de sels nitreux, marins, etc. C'est à ces diverses causes qu'on doit attribuer cette propriété du sol de l'Egypte et de quelques caveaux funéraires, tels que celui des Cordeliers de Toulouse, etc.

Si les corps sont renfermés dans un cercueil, ils doivent, toutes choses égales d'ailleurs, pourir plus tard que s'ils ne sont enveloppés que d'un simple suaire, et exposés à l'air.

Telles sont les causes externes qui peuvent hâter ou retarder la corruption ; mais on doit considérer comme telles encore les différentes dispositions tant des parties solides que des fluides des corps inhumés. En effet, il est évident qu'une personne qui aura joui pendant sa vie d'une heureuse constitution et d'une bonne santé, résistera bien plus aux causes de putréfaction, que si elle avait passé sa vie dans un état contraire, et encore plus que si elle avait les humeurs viciées, si elle était scorbutique, par exemple.

Il faut donc être bien informé de toutes ces circonstances avant d'accepter la commission de visiter les cadavres qui doivent être exhumés. Lorsqu'on est fondé à croire que leur corruption est au point de rendre cette visite inutile, on a encore un motif de plus pour s'y refuser. Je dis même que non-seulement les juges n'ont pas le droit de nous y obliger, mais encore qu'il est de leur devoir ou de leur prudence de ne pas le permettre, à cause des effets malfaisans et quelquefois funestes que la corruption animale peut produire sur l'opérateur et les assistans.

Louis xv mourut à la suite d'une petite vérole pourprée ou gangréneuse; son corps était véritablement pouri. D'après l'étiquette, son chambellan voulait que M. Lamartinière, son premier chirurgien, en fît l'ouverture. Ce dernier, connaissant le danger auquel il s'exposerait s'il la faisait, dit au chambellan qu'il y consentait, pourvu qu'il voulût bien lui-même, ainsi que l'étiquette l'exigeait, y être présent et tenir la tête du cadavre; et il ajouta qu'il ne répondait pas de sa vie, ou, pour le moins, qu'il ne lui garantissait pas qu'il éviterait une maladie très-grave; M. le chambellan n'insista plus, et le roi fut mis dans son cercueil sans cette dangereuse et inutile opération.

Je pourrais citer plusieurs exemples des effets funestes des miasmes exhalés de l'ouverture des caveaux funéraires et de la fouille des cimetières, dans une petite ville du département du Lot. Cette ville, appelée Lauzerte, est fort élevée, et la maladie se borna à ses seuls habitans.

Qu'on ne me demande pas de fixer le temps après lequel les exhumations des corps doivent être interdites, regardées comme inutiles relativement aux rapports, et dangereuses. Je n'aurais d'autre réponse à faire à cette question, que de recommander d'agir d'après la discussion qui précède et les raisons que j'ai présentées ; mais en général j'avoue qu'après deux mois d'inhumation je me refuserais à faire une telle visite.

Cependant, d'après ce que nous avons exposé relativement aux causes de la conservation des corps morts dans la terre, et de celles qui au contraire peuvent hâter leur corruption, ce que je viens de dire ne doit être regardé que comme une règle générale qui peut souffrir quelques exceptions. Je rapporterai bientôt deux cas qui confirment cette vérité.

Avant de se décider à faire cette visite et de faire exhumer le cadavre, on s'informera depuis quand il est enterré, quel est le temps qu'il a fait depuis l'époque de l'enterrement,

quelle est la nature du terrein, la position
et l'exposition du lieu où est le tombeau;
on demandera quel était le tempérament, la
complexion et la santé ordinaire de la personne; et d'après ces instructions, je pense
qu'il sera facile de décider si l'on peut espérer
ou non de tirer quelque utilité d'une pareille
visite, ou s'il serait au contraire dangereux
de la faire.

Supposons qu'on s'y détermine; si le cadavre n'a pas eu le temps d'être atteint d'un commencement de pouriture et que la peau soit
encore ferme, on peut se flatter d'y découvrir
les différens excès commis sur la personne;
mais pour peu que la corruption s'en soit
emparée, il faut bien se garder de prononcer,
par exemple, sur les taches plus ou moins
livides qu'on pourra y apercevoir, et de les
regarder comme des ecchymoses produites
pendant la vie par des corps contondans.
L'exemple suivant convaincra de la sagesse
de ce conseil. M. Foderé, qui le rapporte,
l'a extrait du 14ᵉ vol. du Recueil des Causes
célèbres.

« Un jeune homme de 20 ans avait éprouvé il
y avait six mois un traitement anti-syphiliti-
que par extinction, lorsque, le 25 novembre
1774, après avoir patiné pendant toute une

journée sur la glace, le soir, étant encore tout en sueur, il se mit cuisses et jambes dans la neige. Il y resta demi-heure, et s'étant couché à l'ordinaire, il fut trouvé mort dans son lit. Il fut enterré. Dix mois après, sur le soupçon que ce jeune homme eût pu être empoisonné, il fut exhumé et ouvert; le procès-verbal porte : Qu'à l'ouverture de la poitrine, » on a trouvé, du côté gauche, un épanche-» ment sanguin entre la plèvre et les côtes, » lequel contenait environ trois demi-setiers » de sang *assez rouge*, et à l'extérieur une » forte contusion, ce qui fait estimer (disent » les experts) *que l'épanchement a été la* » *suite d'un coup fait par un corps contondant,* » *cause, selon toute apparence, de la mort* » *précipitée du sujet.* »

Ce rapport fut soumis au jugement du fameux Antoine Petit qui, en admettant tout ce qui était porté par le rapport, décida que rien ne prouvait que la contusion apparente au dehors et l'épanchement fussent l'effet d'un coup reçu avant la mort, mais bien celui d'une fluxion violente sur le poumon, occasionnée par le froid de la neige dans l'état de fatigue et de sueur où était ce jeune homme.

Ce grand médecin et célèbre anatomiste ajoute à cette décision le résultat de plus de

trente ans d'observations sur les cadavres ;
voici, dit-il, les phénomènes principaux et
ceux qui ont le plus de rapport à la question
présente.

« Lorsque la pouriture commence, il se fait
» de larges ecchymoses dont la couleur de-
» vient de plus en plus foncée, et qui s'éten-
» dent elles-mêmes. Bientôt l'épiderme se sé-
» pare de la peau ; alors si on ouvre la peau,
» on trouve sous la tache une extravasation
» de matière sanguinolente, et pour l'ordi-
» naire très-puante ; plus on attend à faire cette
» ouverture, plus l'extravasation devient co-
» pieuse et putride : rien au monde ne res-
» semble plus à une contusion ; la puanteur
» seule en fait la différence.... Ainsi l'ouver-
» ture du cadavre et les faits énoncés au pro-
» cès-verbal ne prouvent point qu'un agent
» antérieur ait frappé et meurtri la poitrine...
» Au reste, il est aisé de voir par tout ce qui
» vient d'être dit, qu'il y a très-peu de cas où
» après dix mois d'inhumation on puisse re-
» connaître des signes certains du genre de
» mort qu'on cherche à découvrir (1). »

Les parties très-sanguines, telles que les
muscles, sont celles qui sont le plus tôt at-

____

(1) Médecine légale, tome 2, pag. 152 et suiv.

teintes de pouriture, parce que le sang lui-
même y a la plus grande disposition ; aussi sa
dissolution a-t-elle lieu en bien peu de temps.
Voilà pourquoi les parties qui contiennent
très-peu de sang, telles que les membraneuses,
les ligamenteuses, sont les dernières qui pou-
rissent. Mahon assure qu'il a fait beaucoup
de recherches à ce sujet, et il résulte de ses
observations que les poumons sont encore
intacts, tandis que toutes les autres parties
sont en putréfaction. Salin, dans le rapport
qu'il fit sur l'état du cadavre de Lamothe, qui
fut empoisonné par le scélérat Desrues, et qui
fut exhumé soixante-sept jours après son enterrement, dit que ce cadavre n'était pas encore putréfié. Les traits étaient reconnaissables ; on observait de légers degrés de momi-
fication dans les tégumens (c'est-à-dire que
ces points étaient secs plutôt que pouris). Les
viscères du bas-ventre.... étaient comme ils
sont ordinairement vingt-quatre heures après
la mort.

Cette conservation du cadavre soixante-sept
jours après sa déposition dans la terre paraïs-
sant extraordinaire, Salin en donne la raison
que voici : Cette saison fut fraîche et sèche ; le
cimetière où était enterré ce cadavre était à
mi-côte, le terrein était sablonneux et exposé

au vent nord-ouest, et à l'abri du midi par une colline et une forêt.

Il suit donc de ce que nous venons d'exposer, qu'après un certain temps d'inhumation, on doit bien se garder de prononcer sur les taches livides qu'on observe sur les cadavres, s'il n'y a que la seule sugillation; mais si, par exemple, ces taches couvraient une fracture, telle que celle des côtes ou du crâne, il est bien évident que la putréfaction ne peut pas avoir occasionné ces fractures qui très-souvent sont assez graves pour être cause de mort.

Il est encore possible d'y découvrir des plaies. On doit agir très-prudemment, comme je l'ai déjà dit, pour s'assurer si ces plaies sont pénétrantes dans une capacité; si elles vont intéresser quelque organe vital, etc.; cela exige beaucoup d'attention en remuant le cadavre; cependant il sera aisé de distinguer encore une plaie faite avec un instrument tranchant ou poignant, de celle qui serait le produit d'une déchirure ou de la corruption de la partie.

En terminant cet article, je répéterai encore ce que j'ai déjà dit : Il est prudent et très-essentiel même de connaître les signes commémoratifs, je veux dire toutes les circonstances qui ont précédé la mort, tant relativement à la santé du sujet, qu'aux autres choses externes qui peuvent procurer des renseignemens propres à faciliter le diagnostic souvent si difficile dans ces sortes de cas.

CHAPITRE VI.

Des Exoines ou Certificats d'Excuse.

LORSQU'À raison de quelque maladie, indisposition ou infirmité, une personne est hors d'état de faire ce que les lois ou les devoirs de sa place exigeraient d'elle dans une autre circonstance, il est nécessaire qu'elle s'adresse aux gens de l'art pour faire constater sa situation. Ces sortes de certificats sont appelés *exoines*, mot ancien tiré du latin et qui exprime bien ce qu'il signifie (1).

On divise les exoines, d'après la nature des devoirs ou fonctions dont ils ont pour objet de dispenser, en *civils*, en *politiques* et en *canoniques*. Les premiers sont ceux qui excusent relativement aux affaires civiles, comme lorsqu'il s'agit de comparaître à un tribunal,

____

(1) *Exoine* vient de la préposition *ex*, hors, et de *idoneus*, idoine, propre à telle chose.

soit comme témoin , soit comme accusé, etc.
Les exoines politiques sont ceux qui constatent qu'un militaire ou un employé ne peut
se rendre à son poste dans le délai prescrit.
Enfin, on appelle exoines canoniques ceux
qui ont pour objet de dispenser de quelque
pratique de religion, soit générale, soit particulière. Je donnerai ci après un modèle de
chaque espèce d'exoine.

Dans tout certificat d'excuse, il faut relater
les infirmités ou indispositions de la personne,
déclarer si elles la mettent dans une impossibilité absolue de faire ce qu'on demande d'elle,
ou si elle ne peut obéir qu'au détriment de sa
santé.

Il est donc essentiel de bien connaître la
conformation, le tempérament, l'état de santé
habituel des individus soumis à notre examen. Il est encore nécessaire d'être instruit
des effets que peuvent produire sur l'économie
vivante, à raison du tempérament, etc. tel ou
tel genre d'exercice, telle ou telle occupation.
Il faudrait un volume si je voulais donner à
cette matière tout le développement dont elle
est susceptible. Mais je me contente de vous
renvoyer aux ouvrages qui en traitent *ex
professo*, et entre autres à celui de Ramazini,
de Morbis artificium, ou à la traduction qu'en

a donnée M. Fourcroy. *Voyez* aussi les Instructions publiées par le Gouvernement sur
les cas de dispenses militaires (1).

Modèle d'Exoine civil.

Nous, médecins soussignés, habitans de la
ville de...., déclarons avoir donné nos soins à
N...., maçon, habitant de la même ville, lequel est atteint depuis huit jours d'une fluxion
de poitrine très-intense, et dont l'issue est encore douteuse; que, pour cette raison, il est
absolument hors d'état de se rendre à .....,
comme il en est requis par arrêt du tribunal
criminel, pour y rendre témoignage. En foi
de quoi nous avons délivré le présent certificat, etc.

Modèle d'Exoine politique.

Nous, etc. certifions que le nommé R.....,
soldat au régiment de Flandres, compagnie
du chevalier de L...., retiré dans sa famille
par congé de semestre, fut attaqué, il y a deux
mois, d'une fièvre violente et continue, avec
des douleurs de rhumatisme dans toutes les
articulations, lesquelles douleurs ont persisté
jusqu'à ce moment, et ne lui permettent pas

______

(1) On les trouvera à la fin de cet ouvrage.

encore de sortir de son lit. En conséquence,
nous estimons que ledit R.... est hors d'état
de satisfaire à la sommation qui lui a été faite
d'aller joindre sa compagnie ; et à raison de la
saison où nous entrons, nous pensons qu'il
ne pourra s'y rendre avant le mois de mai
prochain. Nous croyons même que les eaux
de Barrèges lui seraient très-utiles pour com-
pléter sa guérison , si la maladie en est susceptible, ce que nous ne pouvons affirmer. A ....,
le 21 octobre 1773.

Modèle d'Exoine canonique.

Je soussigné, maître chirurgien-juré à Paris,
certifie que demoiselle Louise de Chirac, que
j'ai pansée l'année précédente 1683, d'un empyème, à laquelle il reste une grande débilité
en cette partie, non-seulement n'est pas en
état d'observer le jeûne et l'abstinence de
viande qui nous est commandée par l'église
en ce saint temps de carême, mais qu'elle doit
prendre des bouillons , user des œufs, et vivre
comme étant encore actuellement malade. Fait
à Paris, le 15 février 1684 (1).

______

(1) Cet exoine est pris de l'ouvrage de Devaux.

CHAPITRE VII.

De l'Arbitrage ou Estimation en Médecine.

Il n'arrive que trop souvent qu'on refuse ou que l'on conteste les mémoires que les médecins ou chirurgiens fournissent à leurs malades après les avoir suivis; et l'ingratitude force quelquefois de les citer en justice. Pour lors des arbitres pris parmi les collégues, sont choisis par les parties, ou bien nommés d'office par les tribunaux.

Pour procéder légalement, les arbitres sont obligés de prêter serment. Les arbitres ont quelquefois besoin d'entendre les parties, afin d'en avoir des renseignemens assurés et nécessaires. Par exemple, il s'agit du traitement d'une maladie secrète que l'officier de santé n'a voulu ni dû caractériser; il faut que les experts en soient instruits; mais qu'ils sachent qu'ils deviennent les dépositaires d'un secret qu'ils doivent inviolablement garder.

D'autres fois, le débiteur allègue qu'il n'est pas bien guéri; les experts doivent le visiter, et décider cette question. S'il y a quelque reste de mal, il faut savoir s'il était susceptible d'être mieux guéri, ou s'il l'est autant que sa nature le comporte ; car on doit savoir qu'il y a des maux qu'on ne peut ou qu'on ne doit que pallier.

Si le malade n'est pas guéri par la faute du médecin, ce dernier ne mérite qu'un modique honoraire ; mais ce serait une injustice si on le condamnait à n'en recevoir aucun ; en effet, le malade mérite d'être puni pour n'avoir pas choisi un homme qui soit digne de sa confiance. D'un autre côté, il faut considérer que toute peine mérite son salaire, et que le médecin étant censé avoir employé tous les moyens dont il était capable, il est juste qu'il soit payé ; mais ce dernier mérite aussi à son tour un moindre salaire que si le malade avait été traité convenablement.

Prenez garde cependant que dans les cas de cette espèce, il faut être bien convaincu que le médecin mérite le blâme pour le condamner, et c'est ce qui est souvent bien difficile, car, pour en juger avec connaissance de cause, il aurait été peut-être nécessaire d'avoir suivi le traitement de la maladie. En effet, ne peut-il pas se faire que la mauvaise conduite du malade ait contribué à l'imperfection de la guérison ? S'il s'agit, par exemple, d'une difformité considérable, à la suite de la réduction d'une fracture, comment connaître que c'est la faute d'un bandage, plutôt que celle du malade, qui peut n'avoir pas gardé le repos qu'on lui avait prescrit ? Peut-être même aura-t-il eu l'imprudence de lâcher ou déranger l'appareil : ces cas ne sont pas rares, surtout parmi les enfans qui ne sont pas assez surveillés. Dans de semblables occasions, plutôt que de porter atteinte à la réputation d'un collègue, on doit se contenter de diminuer l'honoraire, et lui éviter le désagrément du blâme, d'autant plus que les arbitres auraient toujours à craindre que le public ne regardât cette conduite comme l'effet de la jalousie, ou d'une condamnable vengeance.

On doit encore avoir égard, dans toutes sortes d'estimations, à quelques circonstances générales : 1°. il convient de considérer le mérite d'une opération, parce que celles qui demandent beaucoup de dextérité et d'expérience ou de peine, doivent être payées davantage que des opérations ordinaires. 2°. Il faut avoir égard au traitement plus ou moins méthodique qui a abrégé la cure; par exemple, je suppose qu'un officier de santé, au lieu d'avoir réuni une plaie qui était susceptible de l'être, l'ait pansée avec des onguens, et l'ait fait suppurer, il n'est pas juste qu'on lui alloue tous les pansemens et les visites qu'il aura faites pour parvenir à guérir cette plaie, puisqu'il aurait pu dans cinq ou six jours parvenir à une guérison qui aura été prolongée quinze jours ou trois semaines. 3°. L'art de guérir étant un art libéral, on doit l'exercer d'une manière libérale sans doute ; mais il ne s'ensuit pas de là que le médecin doive exercer cet art gratuitement pour tous ; la charité et l'humanité nous obligent de servir les pauvres gratuitement, et nous devons le faire ; mais cette libéralité n'exige pas que nous servions de même ceux qui peuvent payer. On ne saurait non plus établir sans injustice un tarif qui règle nos honoraires, parce que mille circonstances en peuvent faire varier le taux.

Les services que l'art rend sont de leur nature inappréciables, à moins qu'on ne prétende mettre un prix à la santé, à la vie. Les honoraires doivent être proportionnés à la fortune des malades, et relatifs aux lieux habités par les officiers de santé ; je m'explique : dans les villes, on est obligé à plus de dépense que dans les campagnes ; et il est des villes où tout coûte plus que dans d'autres, soit pour les choses de première nécessité, soit pour la bonne tenue ; voilà qui est évident. Il est donc juste que l'honoraire d'un médecin qui habite ces villes soit plus fort que celui du médecin qui demeure dans les campagnes, quoiqu'il ait un mérite égal.

4°. La distance où se trouve le malade, le temps plus ou moins rigoureux et les chemins pénibles, les heures de nuit ou de jour, tout cela doit entrer en considération, et donner plus ou moins de prix aux soins et visites.

5°. Tout doit être spécifié dans un mémoire, c'est-à-dire, qu'on doit y fixer le nombre des visites, des pansemens ou des consultations.

Si l'on a fourni les médicamens, on en marque le poids, la qualité et la mesure. Si ce sont des compositions magistrales, on en donne la composition.

6°. Il y a des cas où l'on peut donner une évaluation, quoique les visites, les pansemens et soins ne soient pas détaillés; telles sont les maladies vénériennes, les opérations majeures.

7°. Il arrive quelquefois que des particuliers qui sont convenus de payer une somme annuelle à leur médecin ou à leur chirurgien pour le soin de leur santé, prétendent comprendre dans leur abonnement le traitement de longues maladies ou les opérations de la haute chirurgie. Ces personnes-là se trompent. Hoffmann a prévu la difficulté, et il dit avec raison que les abonnemens ne regardent que les soins ordinaires et peu continués ; mais qu'on doit payer indépendamment de l'abonnement les maladies dont le traitement a duré un certain temps, et par conséquent les opérations majeures. Cela doit être toujours entendu ainsi, à moins que les conventions ne soient différentes. Il convient donc que le médecin avec lequel on s'abonne ait l'attention de faire cette observation en consentant à l'abonnement.

8°. Les experts examineront le mémoire article par article. S'ils en rencontrent qui soient portés trop haut, ils les réduiront à leur juste valeur, et en marqueront l'estimation en chiffres à la marge, vis-à-vis les articles mêmes. Pour mieux vous faire entendre tout ceci, je vais vous donner un modèle de mémoire et d'estimation, pris du Traité des Rapports par Devaux.

Mémoire de ce que Duflos, chirurgien du bourg de Mossant, a fait en la maison de M. la Lussière, conseiller du roi, distante d'une lieue dudit bourg de Mossant.

Fixation ou Taxe par l'Expert.		
	En avril 1675.	
	Une saignée du bras à M.,	
1 l. 10 s.	le 25......................	3 l.
	Une saignée de bras à M.,	
1 l. 10 s.	le 26......................	3 l.
	Une saignée du pied à Ma-	
3 l. 10 s.	dame, le 30...............	6 l.
	En mai 1675.	
	Une saignée à un laquais de	
10 s.	M., le 1er................	1 l.
	Une saignée à la cuisinière,	
10 s.	le 15.....................	1 l.
	J'ai pansé le laquais de Ma-	
	dame d'une fracture à la	
	jambe gauche, pendant deux	
30 l.	mois.....................	50 l.
	En juin 1675.	
	Une saignée à la fille-de-	
10 s.	chambre de Madame, le 12.	1 l.
	Une saignée à Mademoiselle,	
1 l. 10 s.	la fille aînée.............	3 l.
58 l. 10 s.	Total de la page...	68 l.

38 l. 10 s. Montant en l'autre part..... 68 l.

J'ai pansé Mademoiselle , la cadette, d'une plaie contuse sur l'os pariétal, le 15 , et continué à la voir tous les jours pendant vingt jours ;

2 r l. pour cela, somme de..... 40 (1)

59 l. 10 s. Somme totale............. 108 l.

Modéré à....... ...... 60 l.

Rapporté par moi, chirurgien-juré au siége présidial et juridiction de Chartres, qu'en exécution de la sentence contradictoire, rendue audit présidial, par M. le lieutenant-général, en date du 15 mars 1677, à moi signifiée le 20 suivant, laquelle ordonne que le Mémoire de chirurgie fourni à M. la Lussière...., par Jean Duflos, chirurgien au bourg de Mossant, sera par moi prisé et estimé. Après avoir vu et examiné le Mémoire ci-dessus, article par article, et les avoir modérés, comme il paraît par la taxe que j'ai mise en marge à chacun d'iceux, à la somme de soixante liv.,

____

(1) Je n'ai extrait qu'une partie de ce Mémoire , qui est beaucoup plus long dans Devaux.

j'estime que ladite somme est bien et légitime-
ment due par mondit sieur de la Lussière
audit Jean Duflos, chirurgien. En foi de quoi
j'ai signé la présente estimation. A Chartres,
le 22 mars 1677.

Résumé.

Après vous avoir instruits, mes chers disciples, autant qu'il a dépendu de mes foibles
lumières, de toutes les parties de l'art, j'ai
cru qu'il était essentiel de vous apprendre à
appliquer ces connaissances aux diverses questions du droit civil, criminel, et canonique,
afin d'éclairer les tribunaux, en interprétant
convenablement tout ce qui a rapport à la
médecine et à la chirurgie du barreau.

Je les ai discutées aussi bien qu'il m'a été
possible de le faire, soit par moi-même, soit
avec les secours des meilleurs auteurs; mais
il m'est revenu qu'il y en avait parmi vous
qui se plaignaient de ce que j'avais laissé la
plupart de ces questions indécises; ce qui
vous laissait dans le plus grand embarras pour
les résoudre, lorsque l'occasion s'en présen-
tait; enfin, vous n'avez pas tranché le mot,
vous m'accusez de pyrrhonisme.

Il est donc de mon honneur qu'en terminant mon *biennium* académique , je vous oblige d'avoir une autre idée de moi. Dans le précis de logique que je vous ai donné, je vous ai dit, en parlant du doute, qu'il y avait deux extrêmes également vicieux: celui de ne rien croire, et celui de ne douter de rien. Pour vous le faire éviter, je vous ai donné pour modèle le célèbre Descartes, auteur du doute méthodique. C'est ce doute qui est le premier échelon qui doit nous conduire au fond de ce puits où la vérité est cachée. Ce doute consiste en ce que nous suspendions notre assentiment jusqu'à ce que la chose dont il s'agit nous soit démontrée par des raisons plus évidentes , et qui forcent notre entière conviction. En partant de là, vous devez juger vous-mêmes si les signes et les symptômes qui ont dû nous servir de base pour décider les questions qui font la matière de la médecine légale , sont des raisons suffisantes pour nous démontrer la vérité. Il y en a sans doute que nous avons décidées sans difficulté; mais j'avoue qu'il y en a aussi, et peut-être en plus grand nombre, dont la solution est embarrassante, ou exige la plus grande sagacité et beaucoup de combinaisons. Enfin vous ne sauriez disconvenir qu'il en est qu'on ne peut décider en sûreté de conscience, quelque moyen qu'on emploie pour y parvenir.

Douter de tout, c'est entêtement ou mauvaise foi : c'est la folie des sceptiques; ne douter de rien, c'est simplicité, ignorance; vouloir tout expliquer, c'est forfanterie, extravagance, c'est le comble de l'orgueil péripatéticien.

Vous devez donc juger aujourd'hui si les signes et les symptômes qui ont dû nous servir de base et de guide pour résoudre les questions qui font la matière de la médecine légale, sont des raisons suffisantes qui démontrent la vérité. Toutes les fois que ces marques porteront à votre esprit une entière conviction, il n'en faudra pas davantage pour vous décider; mais prenez bien garde de ne pas vous laisser séduire par la prévention. Lorsqu'il s'agit de l'honneur, de la fortune, de la vie d'un citoyen, il faut y voir aussi clair qu'en plein jour : *sole clarius*. Sans trop présumer de vos lumières, ne vous laissez pas toujours subjuguer par l'autorité des maîtres; osez essayer vos propres forces, si vous voulez contribuer à la perfection de l'art; mais sachez que celui qui détruit une erreur, n'y contribue pas moins que celui qui découvre une vérité nouvelle. Deux mots encore et j'ai fini.

Quel est celui de vous qui se croirait en état de décider, par exemple, à la seule inspection du cadavre, si une personne s'est pendue elle-même, ou si elle l'a été par d'autres ? Cependant, si l'on considère certaines circonstances, il est possible d'en rencontrer qui rendent la chose probable , et d'autres même qui font connaître sans aucun doute le suicide. S'il est prouvé que, dans d'autres occasions, cette personne a attenté à sa vie, cela en donnera un violent et raisonnable soupçon. Si cette personne a été trouvée pendue dans une chambre dont la porte aura été fermée à verroux en dedans , cette circonstance mettra la vérité en évidence. Vous voyez donc, mes chers disciples, que quoique les signes pris de l'état des personnes soient incertains, il peut se faire qu'on parvienne à la vérité par d'autres considérations. Rappelez-vous toujours la conduite de Sallin, rapportée à l'article *de l'Empoisonnement,* ainsi que l'observation de Varnier sur le même sujet, et imitez ces modèles. Rappelez-vous enfin et soyez bien convaincus de la nécessité d'être instruit pour s'acquitter dignement de commissions si délicates, et ne cessez d'étudier. Allez écouter nos grands maîtres , et mettez bien à profit leurs savantes leçons.

Heureux si par tous mes efforts j'ai pu vous mettre à même d'en bien profiter !

. . . . Apolline nati,
Nocturnâ versate manu, versate diurnâ.

FIN DE LA MÉDECINE LÉGALE.

Nota. J'ai cru faire plaisir à la plupart de mes lecteurs en joignant à cet ouvrage les Tableaux fournis par les inspecteurs-généraux formant le conseil de santé des armées, pour l'instruction des gens de l'art employés à la visite des conscrits; d'ailleurs ces Tableaux très-lumineux et convenables à la médecine légale judiciaire, ne peuvent que donner à ce traité un degré de perfectionnement, puisqu'ils ont été tracés sans doute par de grands maîtres; voilà les deux grands motifs qui m'ont engagé à en enrichir mon ouvrage.

PREMIER TABLEAU.

DES Infirmités évidentes emportant invalidité absolue pour le service militaire, et dont le jugement est attribué aux administrations municipales de canton (1.).

1°. La privation totale de la vue.

On énoncera l'accident qui a donné lieu à

---

(1) D'après l'article V de la loi du 28 nivose, on a dû réduire à un petit nombre de cas évidens et faciles à saisir, le tableau des infirmités pour lesquelles seulement les administrations municipales sont autorisées à accorder des dispenses définitives.

Pour toute autre infirmité ou maladie, soit interne, soit externe, non comprise dans le premier Tableau, si celui qui en est atteint est dans l'impossibilité physique et évidente de se rendre au chef-lieu du département, l'administration municipale, après avoir pris l'avis de l'officier de santé nommé par elle, est autorisée à délivrer au réclamant une dispense provisoire dont le terme ne peut pas excéder trois mois. (Art. III et IV de la loi.)

Si celui qui se plaint d'une infirmité non comprise dans le premier Tableau, ne paraît pas hors d'état de se rendre au chef-lieu du département, l'administration municipale doit se borner à déclarer que la réclamation est étrangère à la compétence qui lui est attribuée: et le réclamant doit être envoyé à l'administration centrale ecite privation, ou la maladie qui l'entretient. On distinguera et spécifiera la goutte sereine, la cataracte, le glaucome, les maladies propres à la cornée et à l'uvée.

2°. La perte totale du nez.

3°. La mutité (impossibilité de parler); l'aphonie permanente (privation de la voix); la surdité complète (perte de l'ouïe).

Ces trois infirmités doivent être bien notoires et légalement constatées : on relatera l'accident ou la cause connue qui y a donné lieu. Si leur existence présente quelque doute; ou qu'elles ne soient pas portées à un haut degré, le jugement en est réservé à l'administration centrale. (*V*. l'art. 10 du 2° Tableau.)

4°. Les goîtres volumineux et incurables, gênant habituellement la respiration.

5°. Les écrouelles ulcérées.

On relatera les signes qui en fixent le caractère.

6°. La phthisie pulmonaire confirmée, c'est-à-dire aux deuxième et troisième degrés. On aura soin de décrire dans le rapport les symptômes qui caractérisent cet état. Comme ils ne

---

par le commissaire du directoire exécutif près le canton, si toutefois un officier de santé juge qu'il y a lieu à réclamation. (Art. X et XV de la loi.)

sont que trop évidens, ils doivent donner lieu à une dispense absolue; mais pour la phthisie commençante, ou au premier degré, pour l'asthme même ancien, et pour l'hémoptysie ou crachement de sang habituel, l'administration municipale ne doit accorder qu'une dispense provisoire, si le malade est hors d'état de se rendre auprès de l'administration centrale; le jugement de ces divers cas étant réservé à cette dernière. (*Voyez* l'article 15 du deuxième Tableau.)

7°. La perte du membre viril, celle des deux testicules.

8°. La perte totale d'un bras, d'une jambe, d'un pied, d'une main.

La perte irrémédiable du mouvement des mêmes parties. On annoncera l'accident ou la maladie qui y a donné lieu.

9°. Les anévrismes des principaux troncs artériels.

10°. La courbure des os longs, le rachitis ou nouure portés au point de gêner évidemment les mouvemens des membres.

Les autres maladies des os, quoique graves et palpables, présentent quelquefois du doute; ce qui les a fait renvoyer au jugement des administrations centrales. (*Voyez* les art. 12 et 13 du deuxième Tableau.)

11°. La claudication bien marquée, quelle qu'en soit la cause; celle-ci doit être énoncée d'une manière précise. Il en est de même de la réfraction considérable et permanente des muscles fléchisseurs ou extenseurs d'un membre, ainsi que de leur paralysie, ou d'un état de relâchement constant qui s'oppose au libre exercice des mouvemens musculaires.

12°. L'atrophie d'un membre, le marasme décidé, caractérisés par les signes d'étisie et de colliquation, lesquels devront être énoncés dans le Rapport.

DEUXIÈME TABLEAU.

Des Infirmités ou Maladies qui donnent lieu à l'invalidité absolue ou relative pour le service militaire, et dont la connaissance ainsi que le jugement sont réservés aux administrations centrales de département.

1°. Les grandes lésions du crâne, provenant de plaies considérables, de dépression ou enfoncement des os, de leur exfoliation ou extraction.

Il en résulte quelquefois tous les accidens suivans, mais communément plusieurs d'entre eux : altération des facultés intellectuelles, vertiges, étourdissemens, assoupissemens, accidens nerveux ou spasmodiques, fréquentes douleurs de tête. Le Rapport devra faire mention des symptômes (*voyez* la note *b*) que le malade éprouve réellement.

2°. La perte de l'œil droit ou de son usage. Ce défaut rend impropre au service de soldat dans la ligne; mais il n'empêche pas de remplir les fonctions utiles à l'armée dans un autre service ou dans la marine.

3°. La fistule lacrymale incurable; les ophtalmies chroniques; des fluxions fréquentes sur les yeux; ainsi que les maladies habituelles, soit des paupières, soit des voies lacrymales, portées au point de gêner sensiblement la vision.

4°. L'affaiblissement de la faculté visuelle, les défauts permanens de la vue, qui empêchent de distinguer les objets à la portée nécessaire pour le service de guerre; la myopie, l'amblyopie, la nyctalopie.

Les défauts de la vue présentent beaucoup de difficultés à l'examen, et laissent souvent l'officier de santé dans l'incertitude: dans ce cas, on ne doit prononcer qu'avec les précautions indiquées à la note (*a*).

(*a*) Lorsqu'un vice extérieur et sensible empêche la

5°. La difformité du nez susceptible de gêner considérablement la respiration; l'ozène,

---

vision, ou affecte l'organe de l'œil, comme dans quelques cas cités dans l'art. 1 du premier Tableau et dans l'art. 3 du deuxième Tableau, l'officier de santé peut prononcer avec certitude. Mais la faiblesse de la vue ne peut pas être évaluée d'une manière assez précise, lorsqu'aucun signe extérieur ne l'annonce. Il en est de même de la myopie ou vue courte; et cependant la distance à laquelle celui qui s'en plaint peut lire l'écriture, l'effet que produit sur sa vision l'intermède du verre qui n'est pas destiné à augmenter chez le myope la faculté visuelle, peuvent fournir aux officiers de santé des indices pour la découverte de la vérité, ou pour reconnaître la supercherie.

La nyctalopie ou cécité nocturne est rare dans la jeunesse, et elle n'est souvent que passagère.

Quant à l'amblyopie, qui consiste à ne voir que confusément les objets à toutes les distances, le jour comme la nuit, elle présente à l'examen quelque certitude, lorsqu'on aperçoit que les papilles ont changé de diamètre ou qu'elles ont perdu de leur mobilité ou de leur régularité. Quelques amblyopes ont aussi dans les yeux une vibration convulsive, ce qu'on appelle *vue vague*.

Il entre dans les devoirs des officiers de santé chargés de la visite des hommes destinés au service militaire, de ne prononcer sur ces différentes maladies des yeux, qu'après avoir rassemblé toutes les preuves rationnelles de leur existence. Pour asseoir un jugement plus rapproché de la certitude, ils doivent encore exiger qu'on et tout ulcère rebelle des fosses nasales ou de la voûte palatine; la carie dès os de ces parties et les polypes reconnus incurables.

6°. L'haleine infecte par cause irrémédiable, ainsi que les écoulemens fétides des oreilles, et la transpiration habituelle du même caractère et portant celui d'incurabilité.

Les soldats qui répandent ces exhalaisons infectes sont renvoyés des corps, repoussés par leurs camarades.

7°. La perte des dents incisives et canines de la mâchoire supérieure ou inférieure; les fistules des sinus maxillaires; la difformité incurable de l'une ou l'autre mâchoire, par perte de substance, par nécrose ou autre accident capable d'empêcher de déchirer la cartouche, susceptible de gêner la mastication et de nuire au libre exercice de la parole.

Celui qui est privé des dents incisives et

---

rapporte au commissaire du directoire exécutif la preuve testimoniale de dix citoyens, non parens du réclamant, et qui connaissent ses habitudes dans la vie sociale.

Au surplus, si les différens défauts de la vue, lorsqu'ils sont portés à un degré considérable, peuvent exposer le soldat qui en est atteint à compromettre la sûreté du poste, ils ne l'empêchent pas toujours d'être utile dans d'autres différens services auxquels il peut être employé à l'armée.

canines ne saurait servir comme soldat dans la ligne; il peut être employé dans d'autres services à l'armée.

8°. Les fistules salivaires et l'écoulement involontaire de la salive reconnus incurables.

9°. La difficulté de la déglutition résultant de la paralysie ou de quelque autre vice constant, ou lésion incurable des parties servant à cette fonction.

10°. Les vices permanens et bien constatés des organes de l'ouïe, de la voix et de la parole, portés à un degré considérable et capables d'en gêner beaucoup l'exercice.

Les infirmités qui en résultent sont très-souvent douteuses; elles peuvent être simulées; et l'on ne doit prononcer à leur égard qu'avec les précautions indiquées à la note (*b*).

(*b*) Dans tous les cas qui ne présentent aucun signe sensible de lésion organique, il est difficile de porter un jugement très-prompt. Il ne serait pas juste qu'il fût négatif, parce que le conscrit ne se trouverait pas, au moment de la visite, dans l'état dont il se plaint. D'un autre côté, il pourrait feindre la surdité, des douleurs, même un accès d'épilepsie, sans être réellement sujet à aucune de ces maladies; et l'exception prononcée d'après une donnée aussi équivoque, serait une véritable infraction à la loi. Il est donc nécessaire de suivre ces jeunes gens ou dans un hôpital militaire, ou dans le cours de leur

11°. Les ulcères et tumeurs d'un caractère scrophuleux bien prononcé. Il est très-rare que ce caractère existe sans être accompagné d'engorgemens glanduleux, et autres signes qui annoncent la cachexie écrouelleuse dans le certificat.

12°. Les bosses du pourtour de la poitrine, ainsi que les déviations de la colonne vertébrale assez considérables pour gêner la respiration, ou pour ne pas permettre le port des armes et de l'équipement militaire.

Lorsque ces vices de conformation ne sont pas portés à un certain degré, ils n'empêchent

---

vie. Le témoignage des officiers de santé qui les traitent, celui de dix citoyens domiciliés, d'une moralité bien connue, qui ne soient ni parens ni alliés du conscrit, la notoriété publique certifiée par les autorités constituées, sont autant de moyens, lesquels, ajoutés aux signes rationnels que l'on reconnaît, peuvent élever la probabilité à un degré très-rapproché de la certitude, et fonder un jugement impartial.

Au surplus, la plupart de ces maladies pouvant céder au temps ou aux remèdes, il n'y a pas lieu, pour les conscrits chez lesquels on les reconnaîtrait, à une exemption absolue et définitive. Avant que les officiers de santé puissent la prononcer en toute connaissance de cause, il est nécessaire que ces jeunes gens se représentent à la visite aux époques déterminées, et cela quelquefois pendant plusieurs mois de suite.

pas de servir dans les manœuvres basses de la marine et à d'autres fonctions aux armées.

13°. La phthisie au premier degré, l'asthme décidé, ainsi que l'hémoptysie ou crachement de sang habituel, fréquent et périodique. Souvent l'état des malades attaqués de ces diverses affections de poitrine, est évidemment grave et accompagné de circonstances qui ne laissent aucun doute; dès-lors ils sont susceptibles de dispense absolue. Quelquefois il est moins prononcé; et l'on ne doit porter qu'un jugement provisoire, en exigeant la preuve testimoniale et celle d'un traitement méthodique.

14°. Les hernies irréductibles, et celles qui ne peuvent être contenues sans danger.

15°. Le calcul, la gravelle, l'incontinence habituelle ou la rétention fréquente des urines, ainsi que toutes les maladies graves ou lésions des voies urinaires, les fistules de ces parties, soit qu'on juge incurables ces diverses affections, soit qu'elles exigent les soins habituels de l'art de guérir.

Quelques-unes de ces infirmités présentent du doute : telles sont la rétention et surtout l'incontinence d'urine. Elles peuvent être simulées, ou au moins provoquées artificiellement; dans ces cas, on trouvera dans la note (*c*) les motifs d'après lesquels on doit se décider.

16°. La rétraction permanente d'un testicule, son engagement dans l'anneau, le sarcocèle, l'hydrocèle, le varicocèle, toutes les affections graves du scrotum, des testicules et des cordons spermatiques, reconnues incurables.

17°. Les hémorroïdes ulcérées, les fistules à l'anus, reconnues incurables; le flux hémorrhoïdal périodique et abondant; le flux de sang intestinal, habituel et chronique; l'incontinence habituelle du rectum.

Ces diverses infirmités doivent être au-

(*c*) La rétention d'urine produit des accidens connus des hommes de l'art, et dont l'existence ou l'absence contribue à découvrir la réalité ou la supposition du mal, sa permanence ou son effet momentané. A l'égard de l'incontinence d'urine, il est plus difficile de juger si elle est naturelle ou artificielle, passagère ou irremédiable, parce que les rougeurs et les gerçures que produit l'urine, seraient communes à l'imposteur comme à l'homme malade. La preuve testimoniale serait encore ici en défaut. Cependant l'ensemble des formes physiques et de la constitution du réclamant, peuvent fournir des données pour prononcer; et si le jeune homme présente d'ailleurs les indices de la santé et de la vigueur, on peut, sans inconvénient, l'envoyer aux armées.

thentiquement constatées par les officiers de santé instruits, qui auront traité et suivi long-temps le malade. Jusqu'à ce qu'on ait acquis la certitude de l'existence et de l'incurabilité de ces affections, il ne peut y avoir lieu qu'à une dispense provisoire.

18°. La perte totale d'un pouce, d'un gros orteil, du doigt indicateur de la main droite ou de deux autres doigts d'une main ou d'un pied ; la mutilation des dernières phalanges d'un ou de plusieurs doigts d'une main, d'un pied ; la perte irrémédiable du mouvement de ces mêmes parties.

Si ces infirmités, ces mutilations s'opposent, quoiqu'à degrés différens, à l'exercice de plusieurs manœuvres de l'infanterie, elles n'empêchent pas toujours celui qui les éprouve, d'être utile dans un autre service à l'armée, tel que celui des mineurs, sapeurs, pionniers et pontonniers, ou même celui de la cavalerie, si la mutilation aux doigts du pied ou de la main gauche est peu considérable ; enfin dans la marine.

Si donc le réclamant, pour quelqu'une des mutilations autre que la perte du pouce, est d'ailleurs fort et bien constitué, il doit être envoyé aux armées. Cette décision serait encore plus fondée, si l'on soupçonnait la mutilation d'être récente et volontaire.

19°. Les difformités incurables des piéds, des mains, des membres ou d'autres parties, capables de rendre la marche et le maniement des armes difficiles, d'empêcher le port de l'équipement, ou de s'opposer au libre exercice des mouvemens dans quelque arme que ce soit.

Ces difformités peuvent ne donner lieu qu'à une invalidité relative. Il conviendra, dans ce cas, de détailler les effets physiques qui en résultent, pour conclure ensuite à quel genre de service le réclamant peut encore être propre.

20°. Les varices volumineuses et multi-pliées.

21°. Les cancers, les ulcéres invétérés, d'un mauvais caractère, incurables, ou dont il serait imprudent de tenter la cure.

Ces ulcérations sont toujours accompagnées d'autres signes qui annoncent la mauvaise disposition du malade. Il en sera fait mention dans le rapport.

22°. De grandes et anciennes cicatrices peu solides, surtout si elles sont adhérentes et accompagnées de déperdition de substances; si elles sont croûteuses ou parsemées de va-rices.

23°. Les maladies graves des os, telles que le diastasis ou écartement, l'ankilose, les caries ou nécroses, le spina ventosa, les tumeurs osseuses, et celles du périoste, lorsqu'elles sont considérables ou situées de manière à gêner le mouvement, et qu'elles ont été traitées sans succès.

Tous ces cas graves donnent lieu à l'invalidité absolue; mais si les tumeurs des os et du périoste sont peu considérables, elles peuvent encore permettre de faire quelque service.

24°. Les maladies de peau, susceptibles de communication lorsqu'elles sont anciennes, héréditaires ou rebelles: comme la teigne, les dartres vives, humides et étendues, la gale opiniâtre et compliquée, l'éléphantiasis, la lèpre.

Dans tous ces cas, on ne peut accorder de dispense définitive, que lorsque les traitemens méthodiques, long-temps continués et administrés par des officiers de santé véritablement instruits, ont été infructueux, et que la constitution du malade est sensiblement altérée. Autrement, il n'y aurait lieu qu'à la dispense provisoire, pour donner au réclamant le temps de faire les remèdes convenables.

25°. L'état de cachexie décidée (scorbutique, glanduleuse ou autres) reconnue incurable, et caractérisée par les symptômes évidens et anciens, dont il sera fait mention dans le certificat.

Les hydropisies reconnues incurables.

Ces diverses cachexies, portées à un haut degré de dégénérescence, rendent le malade absolument hors d'état de faire aucun service militaire; mais lorsqu'elles ne sont pas invétérées, ou qu'elles sont produites ou entretenues par une cause qu'on peut combattre efficacement, elles ne doivent donner lieu qu'à une dispense provisoire.

26°. La faiblesse et l'extrême maigreur, jointes à une petite stature, ou à une stature très-élevée et hors des proportions ordinaires.

Ces cas ne sont pas rares à l'âge de la conscription; ils exigent beaucoup de prudence dans le jugement qu'on en doit porter; ils peuvent souvent donner lieu à une dispense provisoire. *Voyez* la note (*d*).

(*d*) Le dernier dés articles évidens qui doivent comporter l'exemption du service militaire, est le marasme, qu'il faut considérer comme le dernier degré de l'état cachectique, celui-ci est le produit d'une ou de plusieurs maladies; l'amaigrissement peut être dû à un défaut de vigueur et de développement : le premier état n'offre

27°. La goutte, la sciatique, les douleurs arthritiques et rhumatismales invétérées, qui empêchent les mouvemens des membres et du tronc.

Ces infirmités présentent souvent du doute: *Voyez* la note (*e*) pour les motifs d'après lesquels on doit se décider.

---

presque pas d'espoir ; l'autre est susceptible d'amélioration.

Il est certain qu'à l'âge de la conscription, une extrême maigreur, réunie à une petite stature, à des muscles très-peu prononcés, une voix grêle, annoncent ou que le jeune citoyen ne sera jamais un homme dans l'exactitude du terme, ou qu'avant de le devenir et d'être susceptible de soutenir les fatigues de l'état militaire, il faut qu'il s'opère dans son tempérament une de ces révolutions qu'on ne peut attendre que du temps, d'un bon régime, et d'un exercice proportionné à l'accroissement successif des forces. Si un tel individu est, par le nombre des années, dans la classe de la conscription, la nature le compte encore dans la classe des enfans. La justice et l'humanité veulent qu'on ajourne de trois mois en trois mois la décision qui le concerne.

Lorsque l'élongation du sujet s'est faite d'une manière très-prompte, qu'il est élancé, maigre, grêle, qu'il a le cou, les bras, les jambes très-longs, que la respiration est laborieuse au moindre exercice, un tel individu est hors de ligne, jusqu'à ce que la nature ait ajouté en force ce qu'elle a employé jusque-là en stature.

(*e*) Lorsque l'individu réclamant est atteint de goutte

28°. L'épilepsie, les convulsions, les mouvemens convulsifs généraux ou partiels, le

---

ou de douleurs rhumatismales bien constatées qui le re-
tiennent au lit ou dans ses foyers, et l'empêchent de se
rendre au chef-lieu du département, il doit être considéré comme atteint de maladie aiguë, et ayant droit à
une dispense provisoire.

A l'égard de ces mêmes affections devenues chroniques,
il est rare, lorsque la goutte est portée à un certain degré
de ténacité, qu'elle ne laisse aux parties qu'elle a affectées, ou des nodosités, ou des rétractions sensibles. Le
rhumatisme, et surtout celui qui attaque les jeunes gens,
lesquels en général y sont bien moins sujets que les personnes d'un âge avancé, altère la forme des muscles et la
couleur de la peau. Il comporte l'amaigrissement de la
partie qu'il a occupée, et cette différence se juge à la
simple inspection.

Mais lorsqu'aucun signe sensible ne peut manifester
l'existence du rhumatisme, les officiers de santé pourront
tirer quelques inductions de probabilité, d'après la connaissance de la profession du conscrit et du climat qu'il
habite. On sait que les enfans de la campagne sont plus
sujets à ces affections que ceux de la ville, et qu'il est
des genres d'habitation où elles se contractent plus facilement. En réunissant toutes ces données, en les combinant et les comparant, les officiers de santé parvien-
dront, communément, à distinguer l'affection réelle de
celle qui ne serait que simulée. Autant il est juste que,
dans quelques autres cas équivoques, tels que ceux qui
concernent les maladies de poitrine, l'humanité fasse
pencher la balance du côté du conscrit, autant, en ma-

tremblement habituel de tout le corps ou d'un membre, la paralysie générale ou partielle, la démence, la manie, l'imbécillité.

L'existence réelle et l'incurabilité de l'une de ces affections suffit pour autoriser la dispense absolue de tout service militaire. Mais souvent ces cas sont équivoques, l'affection peut être simulée. On ne doit donc prononcer qu'avec les précautions indiquées à la note (*b*).

Fait au conseil de santé, à Paris, le 28 pluviôse an VII de la république française, une et indivisible.

Les inspecteurs-généraux formant
le conseil de santé des armées,

Coste, Biron, Heurteloup, Villars, Parmentier, Bruloy, Imbert, Kanens.

Vergez, *adjoint et secrétaire.*

Approuvé par le ministre de la guerre, le 1ᵉʳ germinal an 7 de la république.

MILET-MUREAU.

---

tière de douleurs et de rhumatismes non avérés, il convient de préférer la sévérité à l'indulgence, d'autant plus que les exercices militaires, loin d'aggraver cette disposition si elle existe, ne peuvent que contribuer à la faire disparaître.

TABLE DES MATIÈRES.

---

* C'est par erreur que ce Rapport a été placé dans cet article, il devait se trouver dans le précédent.

FIN DE LA TABLE.

DE L'IMPRIMERIE DE CRAPELET.

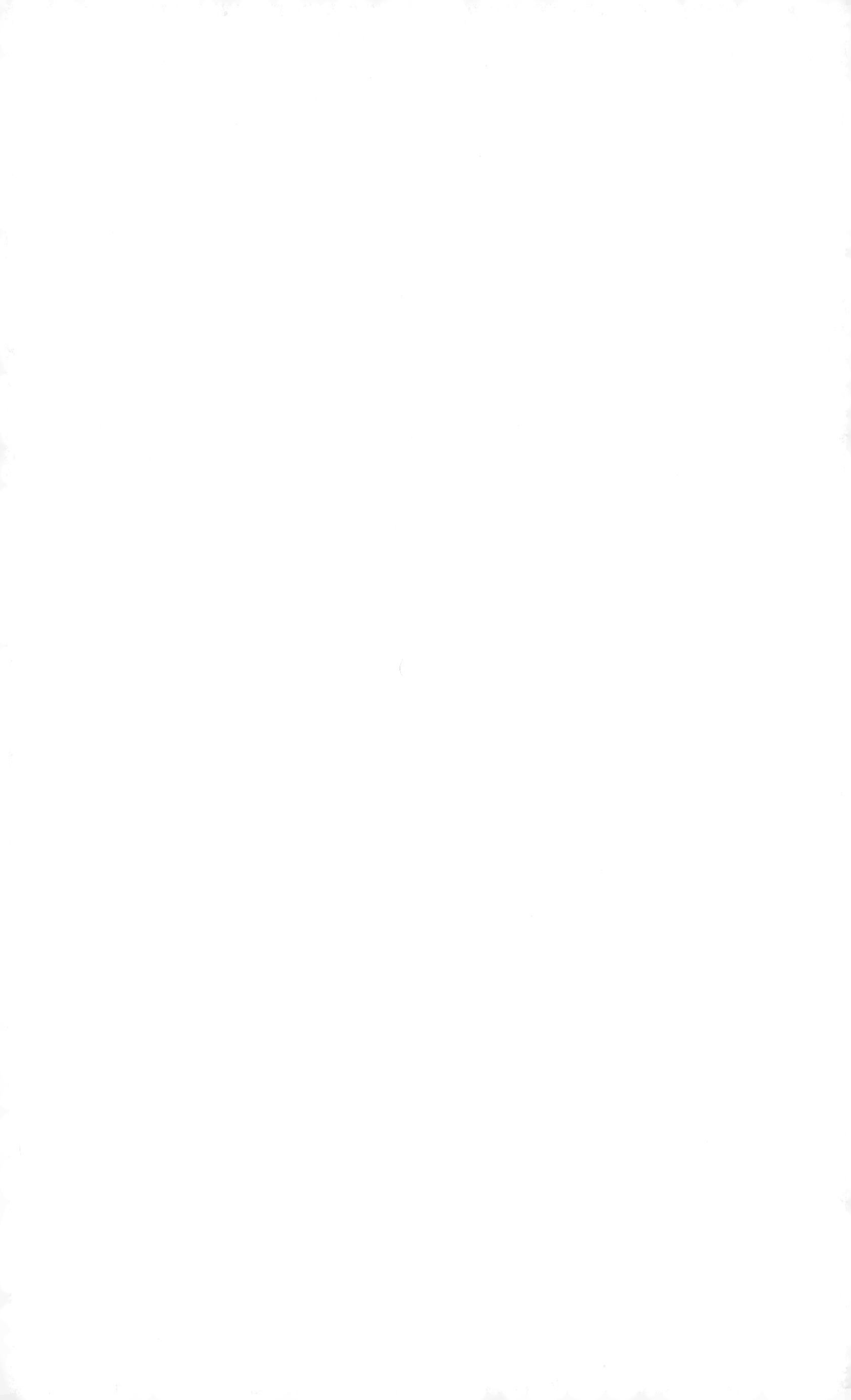

www.ingramcontent.com/pod-product-compliance
Lightning Source LLC
LaVergne TN
LVHW011949170726
843503LV00001B/75